AF578936

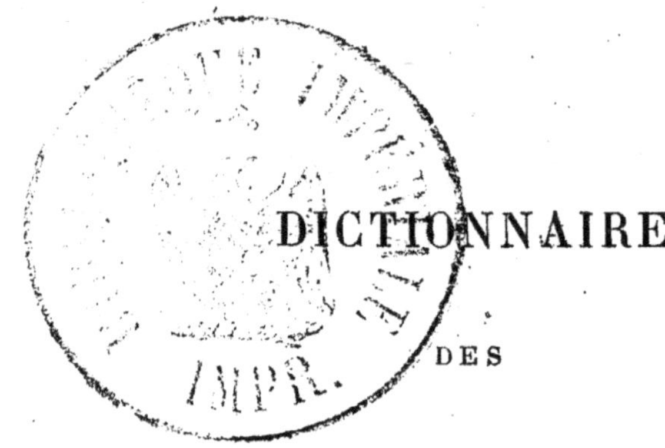

DICTIONNAIRE

DES

PLANTES MÉDICINALES INDIGÈNES

Imprimerie L. Toinon et Cie, à Saint-Germain.

BIBLIOTHÈQUE DE TOUT LE MONDE
SOUS LA DIRECTION DE M. L'ABBÉ MULLOIS
Chapelain de l'Empereur.

DICTIONNAIRE DES PLANTES MÉDICINALES INDIGÈNES

PAR

Le Docteur THIERRY DE MAUGRAS
médecin principal dans l'armée

PARIS
ÉMILE PONGE
GÉRANT DE LA BIBLIOTHÈQUE DE TOUT LE MONDE
35, RUE DE SEINE, 35

1868

PRÉFACE.

Un membre de l'Académie des sciences morales et politiques, M. Blanqui, dit en parlant des populations rurales:

« On ne saurait croire, à moins de » l'avoir vu comme nous-même, de » quels chétifs éléments se composent » le vêtement, l'ameublement et la » nourriture des habitants de nos cam- » pagnes. Il y a des cantons entiers où » certains vêtements se transmettent » encore de père en fils, où les usten- » siles de ménage se réduisent à quel- » ques misérables cuillers en bois, et » les meubles à une banquette ou à » une table mal assise. On compte en- » core par centaines de mille les hom- » mes qui n'ont jamais connu les draps » de lit, d'autres qui n'ont jamais porté » de souliers, et par millions ceux qui

» ne boivent que de l'eau, qui ne man-
» gent jamais ou presque jamais de
» viande, ni même de pain blanc. »

De cette triste statistique du savant académicien, qui met au jour la misère de l'habitant de nos campagnes, on peut, *a priori*, déduire le dénûment du paysan atteint de blessure ou de maladie ; on peut en conclure que c'est par millions que l'on compte ceux qui ne peuvent payer ni les honoraires du médecin, ni les médicaments nécessaires à leur guérison ; et par centaines de mille ceux qui, atteints d'une affection contagieuse, couchent dans le seul lit de la famille et communiquent leur mal à tous ses membres : dans certains départements l'*acarus scabiei* se transmet de génération en génération depuis des siècles. Mais quand la maladie contagieuse s'appelle la variole, la scarlatine ou l'angine diphthéritique (couenneuse), quelle effrayante situation ! quel danger pour la famille ! puisque l'isolement du malade, l'aération, la ventilation, la propreté et les soins nécessaires sont inapplicables.

Mais ce n'est pas seulement dans la cabane du pauvre qu'il y a misère et encombrement : à Paris, dans nos grands centres de population, dans les villes manufacturières surtout, c'est par centaines de mille que l'on compte les ouvriers n'ayant qu'une seule chambre pour la famille, et ne possédant pas, au moment de la maladie, l'argent nécessaire à l'achat de quelques grammes de fleurs de tilleul ou de camomille.

En examinant du reste avec attention les conditions précaires de cette immense population qui vit du jour au jour, on est bientôt convaincu de la difficulté et de l'impossibilité pour une famille pauvre d'établir un bon traitement à domicile ; ne faut-il pas un lit à part pour le malade, puis des médicaments, du linge, des ustensiles appropriés?... où pourra-t-elle trouver l'argent pour une si grande dépense?...

Aussi pendant les premiers jours de la maladie, au moment où la science du médecin est toute-puissante pour arrêter ou diminuer la violence du mal, tous, pour éviter la dépense, hésitent, attendent, espèrent et perdent un temps précieux ; heureux quand ils n'augmentent pas le danger par de mortelles imprudences ou par des remèdes incendiaires ; en général nos campagnards abandonnent la maladie aux seuls efforts de la nature ou bien appellent le médecin *in extremis*. Dans les villes le pauvre a l'Hôtel-Dieu comme dernière ressource ; chacun de nous du reste doit comprendre et sentir les longues hésitations, les pénibles angoisses d'une mère malade qui laisse ses enfants et son mari pour occuper un lit à l'hôpital !...

Mais il ne suffit pas de découvrir les plaies vives de notre état social, de les faire toucher du doigt et de convaincre les plus incrédules. Il est du devoir de tous de chercher un remède à tant de souffrances. *Quærite et invenietis*, a dit notre divin Maître : appliquons ce précepte salutaire et cherchons la solution du problème.

Pour venir en aide aux malades pauvres, pour établir un traitement suffisant à domicile, que faut-il?... Il faut :

1° Un médecin ; 2° une garde malade ; 3° un arsenal pharmaceutique et un mobilier approprié, dans lequel le médecin puisse trouver l'arme avec laquelle il peut combattre la maladie.

En France, le nombre des praticiens suffit aux besoins de la population, et la preuve en a été établie par la statistique dressée en 1852 par les soins du savant rédacteur de l'Union médicale ; les médecins, il est vrai, sont nombreux sur certains points du territoire, dans les grandes villes, et rares sur beaucoup d'autres, dans certains départements, parce que la pauvreté ou le petit nombre des habitants aisés de la contrée ne leur offre pas des ressources suffisantes. On ne peut que désirer une répartition plus convenable des honorables confrères qui se dévouent à la carrière civile, et souhaiter une protection plus efficace, de la part de l'État, à ceux qui se fixent dans les contrées pauvres.

A côté du médecin et pour l'aider dans sa laborieuse et bienfaisante mission, il faut des personnes désintéressées, habituées à visiter les malades; des âmes dévouées, des cœurs embrasés par la charité: ces cœurs sont en nombre infini dans notre France catholique, et battent sous l'humble habit des Sœurs de Saint-Vincent-de-Paul et des saintes filles de la plupart de nos communautés religieuses.

Il ne s'agit donc que d'organiser et d'utiliser cet immense personnel.

Quant à l'arsenal pharmaceutique nécessaire au traitement des malades à domicile, rien de plus simple et de moins dispendieux à créer et à établir; avant d'aller plus loin, je dois dire que cette pharmacie gratuite des pauvres serait analogue à celle que l'armée possède en campagne et qui se transporte dans deux cantines à dos de mulet.

Voici, du reste, le projet tel que je l'imagine, il ne me semble pas impossible à réaliser :

Dans chaque commune ou village, dans chaque quartier des villes, on peut trouver un local (mansarde ou cabinet) avec une armoire pour y enfermer et conserver les médicaments et le matériel nécessaires.

Là seront déposés, par les personnes charitables, les fioles, bouteilles, flacons, pots à onguent ou à pommade, vases et autres objets ayant servi aux soins de leur toilette ou au traitement de leurs maladies, et qui, chez elles, restent sans emploi ; est-ce trop exiger de leur charité que de les engager à remplir ces fioles ou flacons des médicaments qui leur ont été salutaires, et par cette offrande, après leur maladie, remercier le ciel de leur retour à la santé ?...

Là seront préparés à l'avance et conservés des appareils à fractures, du linge à pansement, des bandes roulées, de la charpie, de la ouate, des draps de lit vieux et usés, un brancard, un lit de sangle, des paillasses qu'il suffit, au moment du besoin, de remplir de paille, de feuilles de fougère, de feuilles de maïs, de balle d'avoine, etc.

Enfin, c'est là surtout que seront déposés les produits de la récolte des plantes médicinales indigènes, récolte qui est le véritable objet de ce petit livre ; en effet, quoi de plus facile à recueillir que ces fleurs qui croissent sous nos pieds, et que la main du Créateur a jetées à profusion dans nos champs, nos prés et nos jardins ; ces fleurs, devant lesquelles nous passons avec indifférence, cachent sous leur enveloppe vulgaire des sucs vivifiants des liqueurs rafraîchissantes, des émanations parfumées, qui rendent le sommeil, apaisent la fièvre, soulagent les douleurs réservées a la grande famille humaine.

Quoi de plus facile que de planter une belle avenue de tilleuls, de semer, dans son jardin, une plate-bande de pavots blancs et une bordure de violettes ou de bluets ; dans les haies du verger, des mauves, du bouillon-blanc et des coquelicots !... Et lorsqu'au printemps, le soleil laisse épanouir toutes ces fleurs, pendant les loisirs du séjour à la campagne, quels sont les doigts, même les plus roses et les plus délicats, qui hésiteront à les recueillir, à les faire sécher, quand on saura qu'une pincée de ces espèces pectorales peut calmer la toux des jeunes enfants, et empêcher souvent le développement du croup, cette horrible maladie si rapidement mortelle ?...

C'est aux cœurs compatissants, aux âmes chrétiennes, que j'ose offrir ce petit dictionnaire des plantes médicinales, entrepris au milieu des camps de l'Algérie, et achevé pendant les jours de repos qui succèdent aux expéditions. Ce petit livre, d'un prix minime, a pour but de faire connaître le nom et les vertus des plantes employées au traitement des malades pauvres, d'enseigner la manière de les récolter, de les faire sécher et de les conserver ; il deviendra peut-être le premier moyen de créer les *pharmacies gratuites des villes et des campagnes*, si, toutefois, une société de bienfaisance dote la France de cette utile amélioration.

Pour faciliter l'étude et les recherches, je donne d'abord, par lettre alphabétique, le nom vulgaire de la plante, puis son nom scientifique et celui de la famille à laquelle elle appartient, en y ajoutant la description succincte de ses caractères botaniques ; j'indique l'époque de la floraison, les parties de la plante usitées en médecine, ses propriétés thérapeuthiques, et le nom des maladies contre lesquelles on l'emploie généralement ; enfin, je termine par la dose à laquelle on l'administre et par le mode de préparation, soit en infusion ou en décoction, soit en teinture ou en poudre.

Quant à la dessiccation des plantes, pour éviter des répétitions fastidieuses, je rejette à la fin de l'ouvrage les procédés à employer pour préparer et sécher les racines, les écorces, les tiges, les feuilles et les fleurs.

Enfin, j'ai cru faire une chose utile en donnant quelques conseils et règles à suivre pour porter les premiers secours à toute personne victime d'un accident grave, tels que brûlure, asphyxie par le charbon ou par submersion dans l'eau, ou sous du sable ou des décombres, empoisonnement par les acides, l'opium ou des champignons, etc.

Tel est le plan de ce petit livre dont les matériaux ont été puisés aux meilleures sources, dans le *Traité de matière médicale de Milne-Edwurds et P. Vavasseur*, dans le *Nouvel essai de thérapeuthique indigène du docteur Mottet*, chirurgien-major en retraite, dans différents dictionnaires de pharmacie et botanique ; son but est de guider les personnes qui cherchent à secourir les malades pauvres, et de leur indiquer les moyens faciles d'y parvenir ; malgré ses imperfections et ses lacunes, ce livre fera-t-il du bien?... L'avenir le dira.

Fais ce que dois, advienne que pourra !...

Constantine, le 10 janvier 1857.

DICTIONNAIRE

DES

PLANTES MÉDICINALES INDIGÈNES.

A

ABSYNTHE. — ABSYNTHIUM OFFICINALE. — FAMILLE DES CORYMBIFÈRES.

Caractères botaniques. — Tige herbacée couverte d'un duvet blanchâtre ainsi que les feuilles ; fleurs jaunes, petites, flosculeuses ; odeur forte, aromatique ; saveur très-amère. Il ne faut récolter que les feuilles et les sommités fleuries, un peu avant leur entière floraison, qui a lieu au mois de juillet et d'août. Cette plante indigène, vivace, se trouve dans les lieux secs, incultes et rocailleux.

L'absynthe, prise à l'intérieur, développe de la chaleur à l'estomac, active la digestion et jouit de propriétés toniques. On l'emploie contre les mauvaises digestions, les diarrhées rebelles, suite de faiblesse des intestins, contre les fièvres intermittentes et les vers des enfants; elle facilite chez les femmes l'écoulement des règles et guérit les flueurs blanches.

On l'administre :

En poudre, à la dose de 1 à 4 grammes.
En infusion, idem 15 à 30 gr. p. un litre d'eau.
En teinture, idem 2 à 8 grammes.

ABSYNTHE PONTIQUE OU PETITE ABSYNTHE. — ARTEMISIA PONTICA. — MÊME FAM.

Cette plante a une odeur plus faible et plus agréable que la précédente, elle a les mêmes propriétés.

ACHE DES MARAIS. — APIUM GRAVEOLENS. — FAM. DES OMBELLIFÈRES.

On emploie en médecine *la racine* de cette plante, que l'on ne trouve que dans les marécages du midi et de l'ouest de la France. Il est difficile de se la procurer. Elle guérit les fièvres de marais ; mais elle est peu usitée, depuis l'emploi du sulfate de quinine et du quinquina.

ACONIT NAPEL. — ACONITIUM NAPELLUM. — FAM. DES RENONCULACÉES.

C. B. — herbe haute de 1 mètre environ feuilles alternes, coupées en lanières étroites, fleurs violettes, quelquefois bleues, grandes, en épi au sommet de la tige ; calice à 5 sépales, dont le supérieur en forme de casque ; racine, en forme de navet très-petit, noire en dehors, blanche en dedans ; odeur faible, saveur amère.

On récolte les feuilles et la racine. Cette plante *vivace* croît surtout dans les montagnes et fleurit au mois de juin. A hautes doses, c'est un poison ; à petites doses, elle est utile contre la goutte, le rhumatisme, la syphilis constitutionnelle, la paralysie, l'amaurose, le cancer et les hydropisies.

On l'administre en poudre et en pilules à la dose de 0, 10 centigram. à 2 gram.

ACORE VRAI. — ROSEAU AROMATIQUE. —

ACORUS CALAMUS OU CALAMUS AROMATICUS.
FAM. DES AROÏDÉES.

C. B. — Racine rampante, horizontale, tige simple ; feuilles en forme de roseau ou d'épée; fleur hermaphrodite; saveur piquante, amère, chaude ; odeur agréable.

Cette plante croît sur le bord des étangs, fleurit en été et en automne, et guérit les fièvres intermittentes ; mais elle n'est employée que par les médecins allemands, en poudre ou en infusion, deux heures avant l'accès.

AIGREMOINE. — AGRIMONIA EUPATORIA. — FAM. DES ROSACÉES.

C. B.—Tige herbacée, hérissée de poils ; feuilles plumées ; fleurs jaunes en forme d'épi; odeur agréable, aromatique; saveur amère, astringente.

On récolte toute la plante : on la fait sécher au soleil ou à l'étuve. L'aigremoine est fort commune sur le bord des chemins, dans toutes les contrées, et fleurit pendant l'été.

Elle guérit les maladies de la rate et du

foie, arrête les pertes de sang, les flux muqueux, et se donne en gargarisme dans les maux de gorge.

En poudre, à la dose de 2 à 4 gram.

Infusion, à la dose de 1 à 3 pincées pour 1 lit. d'eau.

ALCHEMILLE. — PIED DE LION — MANTEAU DES DAMES — ALCHEMILLA VULGARIS — FAM. DES ROSACÉES.

Cette plante, peu usitée aujourd'hui, croît dans les prés et les bois montagneux : on ne récolte que la racine, dont l'infusion, prise à l'intérieur, raffermit les tissus, et qui était fort employée autrefois, après la grossesse, pour rendre aux seins et à la peau, sa fermeté et sa tonicité primitive.

AIL. — ALLIUM SATIVUM. — FAM. DES LILIACÉES.

Les Bulbes de l'ail sont connus de tout le monde. — Ils renferment une huile volatile, âcre, de couleur jaune, ayant une propriété très-irritante et très-énergique :

pilés et appliqués sur la peau, ils peuvent servir de sinapisme, de vésicatoire même. Une gousse d'ail, à l'état cru, ou cuite dans du lait, est un bon remède contre les vers, et peut être donnée, en lavement, aux enfants, jusqu'à expulsion de vers.

ANÉMONE DES BOIS. — SYLVIE. — ANÉMONE NEMOROSA. — FAM. DES RENONCULACÉES.

Cette plante, comme l'indique son nom, est fort commune dans nos forêts, et fleurit au printemps. — Elle n'a d'autre usage que d'être appliquée, en cataplasmes, sur la tête pour guérir la teigne. On la conseille quelquefois en topiques sur les articulations douloureuses des goutteux et des rhumatisants.

ANÉMONE PULSATILLA. — PULSATILLE. — MÊME FAM.

La Pulsatille fleurit au printemps sur les collines sèches, dans les bois sablonneux : on l'emploie en collyre pour guérir les maladies des yeux, la goutte sereine, les cataractes, les taies, etc.

ANGÉLIQUE. — ANGELICA ARCHANGELICA. — FAM. DES OMBELLIFÈRES.

C. B. — Tige ronde, grosse, striée, creuse intérieurement ; feuilles grandes; fleurs blanches, et en forme de parasol; racine charnue, en forme de fuseau, grise en dehors, blanchâtre en dedans ; saveur amère, chaude, musquée; odeur forte et très-suave.

C'est une plante bisannuelle, dont on récolte les racines à l'automne de la première année : on récolte aussi les tiges jeunes avant leur entier développement; elle ne croît que dans le midi de la France; mais sa culture réussit fort bien dans les jardins des environs de Paris.

L'Angélique est utile dans les mauvaises digestions, les vomissements nerveux, les coliques venteuses; elle facilite l'expectoration dans les catarrhes chroniques, elle provoque la sueur et calme l'hystérie.

On l'administre en infusion à la dose de 8 à 16 grammes pour 1 lit d'eau.

ANIS. — PIMPINELLA ANISUM. — FAM. DES OMBELLIFÈRES.

C. B. — Herbe haute d'un pied; feuilles dentées; fleurs blanches; graines verdâtres, ovoïdes, recourbées; saveur chaude, aromatique, sucrée; odeur agréable.

On cultive cette plante dans tous les jardins, et on emploie les graines qui jouissent d'une action énergique, excitante, facilitent les digestions, chassent les vents, calment les coliques, guérissent les diarrhées sérieuses, augmentent la sécrétion du lait chez les nourrices.

On ne récolte que les graines.

ANETH. — ANETHUM GRAVEOLENS. — MÊME FAMILLE.

L'Aneth, appelé encore Fenouil puant, croît dans le Midi et se cultive parfois dans nos jardins. Ses graines seules employées ont une odeur forte, pénétrante, leur saveur est chaude, excitante comme celle de l'Anis; Galien les employait pour procurer le sommeil; on les conseille pour calmer le hoquet, les vents, les coliques, etc.

ARGENTINE. — ANSERINE. — POTENTILLA ANSERINA. — FAM. DES ROSACÉES.

C. B. — Tige rampante ; feuilles longues, velues, vertes en dessus, argentées en dessous ; fleurs jaunes, solitaires ; odeur nulle ; saveur styptique et astringente.

On récolte toute la plante, qui habite les bois, les montagnes et fleurit aux mois de mai et juin.

On emploie son infusion à la dose de 30 grammes pour 1 lit. d'eau, contre les crachements de sang, le saignement de nez, la diarrhée et les flueurs blanches.

ARISTOLOCHE LONGUE. — ARISTOLOCHIA LONGA. — FAM. DES ARISTOLOCHIÉES.

Cette plante habite les contrées méridionales de l'Europe : on emploie la racine seulement, qui est d'une saveur amère très-désagréable.

On conseille son usage dans la goutte, l'asthme humide, le catarrhe ancien.

En cultivant l'Aristoloche dans les jardins, on peut facilement récolter sa racine : c'est un bon médicament.

ARISTOLOCHE RONDE. — ARISTOLOCHIA ROTUNDA. — MÊME FAMILLE.

Elle a les mêmes usages que la précédente.

ARMOISE. — ARTEMISIA VULGARIS. — FAM. DES CORYMBIFÈRES.

C. B.—Tige herbacée, velue, rougeâtre; feuilles vertes en dessus, cotonneuses en dessous ; fleurs flosculeuses ; odeur aromatique ; saveur amère.

On récolte les sommités fleuries, c'est-à-dire les fleurs et les feuilles qui les entourent; cette plante est très-commune dans nos champs, dans les lieux incultes, et fleurit en juin et en juillet.

Elle est vulgairement administrée pour provoquer les règles, en infusion à la dose de 4 à 8 grammes dans 1 lit. d'eau, et en poudre à la dose de 2 à 4 grammes dans a journée.

ARNICA MONTANA. — QUINQUINA DES PAUVRES. — FAM. DES SYNANTHÉRÉES.

C. B. — Tige haute d'un pied, couverte d'un léger duvet; feuilles ovales, d'un vert clair en dessous; fleurs grandes et d'un beau jaune ; saveur âcre, amère, provoquant des nausées ; odeur forte, aromatique, sternutatoire.

On récolte les fleurs et la racine de l'Arnica; c'est une plante vivace, que l'on rencontre surtout dans les Vosges, les Alpes, les Pyrénées ; elle fleurit au mois de juillet, et il ne faut arracher la racine qu'au moment de la maturité des graines.

On l'emploie surtout en Allemagne dans les rhumatismes anciens, dans les paralysies, l'amaurose, surtout dans les fièvres de marais, la fièvre typhoïde; on en fait un usage vulgaire comme un bon remède dans les contusions, les plaies, les coups ou les chutes sur la tête.

La dose en poudre est de 0,3 à 0,8 décigrammes de la racine.

En infusion, la dose est de 16 à 30 gr. de fleurs pour 1 lit. d'eau.

ARRÊTE-BOEUF ou BUGRANE. — ONONIS SPINOSA. — FAM. DES LÉGUMINEUSES.

C. B. — Tige ligneuse, couchée; fleurs d'un rose veiné, d'une nuance fort agréable, et entourées d'épines assez fines et assez solides pour blesser les pieds nus des moissonneurs; racines fortes, horizontales, arrêtant, dit-on, la charrue, tant elles pénètrent le sol.

On récolte la racine et mieux l'écorce de la racine, et on la trouve dans les champs incultes, arides; les ânes, dit-on, sont très-friands de cette plante : ce qui lui a valu son nom.

Elle guérit la pierre, la gravelle, les maladies des voies urinaires et les obstructions vescérales.

On l'administre en poudre à la dose de 2 à 4 grammes.

En décoction, de 8 à 10 grammes pour 1 lit. d'eau.

ASPERGE. — ASPARAGUS OFFICINALIS. FAM. DES ASPARAGINÉES.

Connue de tous et fournissant un de

nos meilleurs légumes, cette plante est cultivée dans nos jardins : on emploie en médecine la racine et les pointes d'asperges contre les maladies du cœur, les hydropisies, les catarrhes de la vessie, ou les inflammations des reins : on l'administre en poudre, et plus souvent en infusion à la dose de 15 à 30 grammes pour 1 lit. d'eau, que l'on fait bouillir pendant une demi-heure.

ASPÉRULES. — HERBE A L'ESQUINANCIE. — ASPERULA CYNANCHICA. — FAM. DES RUBIACÉES.

L'Aspérule croît dans les allées des bois secs; on l'emploie en tisane, en cataplasme, pour guérir les maux de gorge, d'où lui vient son nom vulgaire. Elle est inusitée aujourd'hui et peut-être à tort.

ASPÉRULE ODORANTE. — REINE DES BOIS. — PETIT MUGUET. — MÊME FAM.

Cette jolie Fleur que l'on trouve dans nos bois et qui fleurit au printemps, a été vantée, en infusion, contre l'épilepsie, la rage, la jaunisse et les maladies de la peau. Elle est peu usitée.

On récolte toute la plante de ces deux espèces.

AUNÉE. — INULA HELENIUM. — FAM. DES CORYMBIFÈRES.

C. B. — Tige haute de 1 à 2 mètres, ronde, couverte d'un duvet blanchâtre ; feuilles ovales, cotonneuses ; fleurs jaunes ; graines surmontées d'une aigrette ; racine grosse, allongée, brune à l'extérieur, blanche à l'intérieur ; saveur très-amère, laissant un goût piquant et camphré ; odeur aromatique.

On récolte la racine de cette plante indigène, *vivace*, qui habite les prés humides des environs de Paris, et qui fleurit en juillet et en août.

Elle jouit de propriétés toniques, excitantes, et devient utile dans les faiblesses d'estomac, les vieux rhumes, les catarrhes de la vessie, les diarrhées anciennes.

On l'administre en poudre à la dose de 2 gram. En décoction de 16 à 30 gram.

AUNE. — AULNE. — ALNUS GLUTINOSA. — FAM. DES AMENTACÉES.

Cet arbre élevé croît dans les bois humides, marécageux, au bord des ruisseaux. — Il est connu de tout le monde.

On récolte son écorce, qui réduite en poudre, à la dose de 2 à 4 grammes, guérit la fièvre des marais.

AURONE. — CITRONNELLE. — ARTEMISIA ABROTANUM. — FAM. DES CORYMBIFÈRES.

C'est un sous-arbrisseau, cultivé dans les jardins, à cause de son feuillage élégamment découpé et de l'odeur de citron de ses feuilles, surtout quand on les froisse entre les doigts.

On récolte les feuilles de citronnelle, un peu avant la floraison, qui a lieu au mois de mai : il faut les faire sécher à l'ombre pour conserver leur parfum.

On en prépare une espèce de thé fort agréable, stomachique, vermifuge, et antiventeux. — C'est le thé du pauvre.

AVOINE CULTIVÉE. — AVENA SATIVA. — FAM. DES GRAMINÉES.

L'avoine, connue de tout le monde, et cultivée par toute la France, contient une grande quantité d'amidon, de mucilage, de sucre ; et dépouillées de leur enveloppe extérieure, les semences forment le gruau, avec lequel on prépare l'*Eau de Gruau*, si utile dans les maladies inflammatoires du poumon et des intestins.

On fait des cataplasmes avec la farine d'avoine, bouillie dans le vinaigre, pour guérir les points de côté.

Les balles des semences servent à faire des paillassons aux enfants, des coussins, et des appareils à fracture.

B

BALSAMITE ODORANTE. — COQ DES JARDINS. — MENTHE-COQ. — GRAND BAUME. — BALSAMITA SUAVEOLENS. — FAM. DES SYNANTHÉRÉES.

On cultive cette plante dans les jardins,

à cause de son parfum. Sa saveur est chaude et amère. On l'employait contre les vers intestinaux, contre l'hystérie, la mélancolie ; elle est peu usitée de nos jours, peut-être à tort ; car Limée lui attribue d'être un puissant correctif de l'opium.

BARDANE. — GLOUTERON. — ARETIUM LAPPA. — FAM. DES SYNANTHÉRÉES.

C. B. — Tige haute de 1 à 2 mètres ; rougeâtre ; feuilles couvertes de duvet, grandes, en forme de cœur ; fleurs violettes, au sommet des rameaux ; racine charnue, en forme de navet allongé, noire en dehors, blanche en dedans ; odeur nulle ; saveur douce ; astringence légère.

On récolte la racine et les feuilles ; en Angleterre, on emploie aussi les graines. Cette plante bisannuelle est très-commune dans les terrains incultes, le long des chemins, dans les décombres, et fleurit tout l'été.

On prescrit la racine de bardane pour

combattre les maladies de la peau, les dartres, la gale, la goutte, le rhumatisme, etc. Les feuilles pilées et fraîches, appliquées sur les ulcères anciens, sur les croûtes laiteuses des enfants, rendent de bons services.

En poudre, la dose est de 1 à 2 gram.

En décoction, de 30 à 60 grammes.

BASILIC. — GRAND BASILIC. — OCYMUM BASILICUM. — FAM. DES LABIÉES.

Cette plante, originaire de l'Inde, est cultivée dans nos jardins, et se trouve sur la fenêtre de nos artisans ; tout le monde connaît la suavité de son parfum.

Le suc des feuilles pilées, introduit dans le conduit auditif, guérit les maux d'oreille; on donne l'infusion des feuilles, à la dose de 4 à 8 grammes, en deux tasses par jour, dans les maladies des voies urinaires, telles que les gonorrhées, les ardeurs d'urine, les maladies des reins.

BECCABUNGA. — VERONICA BECCABUNGA — FAM. DES SCROPHULARIÉES.

C. B. — Tige herbacée, charnue, couchée ; feuilles molles, tomenteuses, ellipsoïdes ; fleurs violettes ; saveur piquante, amère, âcre ; odeur nulle.

On récolte les feuilles, un peu avant la floraison, au mois de mars ou avril. — On trouve cette plante dans les lieux humides et on lui accorde quelque vertu contre le scorbut. Elle est peu usitée.

On l'administre en infusion, à la dose de 1 à 2 pincées par litre d'eau.

BELLADONE. — ATROPA BELLADONA. — FAM. DES SOLANÉES.

C. B. — Herbe haute de 1 mètre ; tige ronde, velue ; feuilles grandes, ovales, d'un vert sombre ; fleurs d'un rouge terne, pendantes, isolées ; fruit, semblable à une cerise à la guigne, d'abord verte, puis rouge, et presque noire (1).

(1) Ce fruit est un poison violent, et, d'après un rapport du docteur Gauthier de Claubry, 150 soldats français ont été empoisonnés pour en avoir mangé, croyant que c'était un aliment inoffensif. — Dans les jardins où cette plante sera cultivée,

On récolte toute la plante et surtout les feuilles; il est prudent d'étiqueter avec soin les sacs qui les renferment, pour éviter les erreurs : c'est un poison dangereux et violent à haute dose.

La belladone, qui tire son nom de l'usage que les femmes d'Italie faisaient de son eau distillée pour se laver le visage et se garantir de la scarlatine et d'autres maladies de peau, est d'une odeur vireuse, d'une saveur âcre, provoquant des nausées, et se trouve auprès des vieux murs, des décombres, et dans les lieux ombragés. Elle fleurit du mois de juin au mois d'août, et on en extrait un alcali volatil, nommé *Atropine.*

On emploie la belladone dans le traitement de la coqueluche, de l'asthme, des toux convulsives, et des maladies nerveuses. On l'a conseillée contre le cancer, la dyssenterie, la jaunisse, la rage. Journellement on l'emploie pour combattre certaines maladies des yeux.

on prendra quelques précautions pour éviter de fatales erreurs.

BENOITE. — GEUM URBANUM. — FAM. DES ROSACÉES.

C. B. — Tige velue, herbacée; feuilles profondément dentées; fleurs petites et jaunes; racines grosses comme une plume à écrire; saveur amère, aromatique, astringente; odeur qui rappelle celle du clou de girofle.

On récolte la racine. Cette plante *vivace* croît dans les bois et les lieux couverts, et fleurit pendant tout l'été.

La racine de Benoite est recommandée contre les diarrhées anciennes, la dyssenterie, les catarrhes pulmonaires, le flux de sang et les fièvres intermittentes.

Sa dose en poudre est de 2 à 4 gram.; en décoction de 20 à 30 gram. pour 1 lit. d'eau.

BETTE. — POIRÉE. — RACINE DE DISETTE. — BETA VULGARIS. — FAM. DES CHÉNOPODÉES.

Connue de tout le monde, cultivée dans tous les jardins, la feuille de bette, verte, aplatie et enduite d'un corps gras quelconque, sert au pansement des vésicatoires, ou de topiques sur les érésypèles, la teigne.

Les feuilles récoltées et séchées à l'étuve remplacent la farine de graine de lin, et peuvent faire, cuites dans l'eau, des cataplasmes ou des décoctions, fomentations, lavements, etc. émollients.

BLUET. — CASSE-LUNETTE. — CENTAUREA CYANUS. — FAM. DES SYNANTHÉRÉES.

Cette jolie parure de nos champs de blé, qui fleurit aux mois de mai et juin, était autrefois employée comme fortifiant et provoquant la sueur ; la médecine moderne n'en fait plus usage.

Pourtant, l'eau distillée de bluet est excellente pour guérir les maux d'yeux : 4 gram. de fleurs en poudre guérissent la jaunisse ; 2 gram. de ses graines purgent assez bien.

Je conseille la récolte des fleurs et des graines du bluet.

BISTORTE. — POLYGONUM BISTORTA. — FAM. DES POLYGONÉES.

C. B. — Herbe de un mètre de hauteur; feuilles en forme de cœur, blanches en dessous ; fleurs roses et en épi ovoïde ; racine contournée, tordue sur elle-même, brune en dehors, rougeâtre en dedans, sans odeur; saveur très-astringente.

On récolte la racine ; c'est une plante vivace, très-précieuse ; elle croît dans les prés élevés et fleurit en été.

C'est un des meilleurs astringents de la matière médicale, et un remède héroïque dans les crachements de sang, les diarrhées anciennes, les fièvres intermittentes rebelles.

Sa dose en poudre est de 2 à 4 gram.; en décoction de 16 à 30 gram. pour 1 lit. d'eau.

BOUILLON BLANC. — MOLLÈNE. — BONHOMME. — VERBASCUM THAPSUS. — FAM. DES SCROPHULARIÉES.

C. B. — Tige simple, cotonneuse, élevée ; feuilles grandes, drapées ; fleurs jaunes, sans parfum ; saveur douce et mucilagineuse.

On récolte les fleurs de cette plante vulgaire dans nos climats, et on la trouve partout, le long des chemins, des haies ; elle fleurit aux mois de mai et juin, et fait partie des quatre fleurs pectorales.

Le bouillon blanc est émollient, pectoral, calmant ; on le conseille dans le rhume, le catarrhe, les coliques, les tranchées.

On en prépare une infusion à la dose d'une forte pincée pour un demi-litre d'eau bouillante, en ayant soin de passer la tisane à travers un linge, pour en séparer les poils des étamines.

BOURRACHE. — BORAGO OFFICINALIS. — FAM. DES BORAGINÉES.

C. B. — Tige et feuilles épaisses, couvertes de poils ; fleurs bleues, petites, en panicule à l'extrémité des rameaux, sans odeur ni saveur.

On récolte les feuilles et les fleurs. La bourrache se trouve dans tous les lieux cultivés, et fleurit en mai et en juin.

Elle s'emploie en infusion ou décoction, à la dose de 1 à 2 pincées, contre les maladies inflammatoires.

BRYONE. — COULEUVRÉE. — BRYONA ALBA. — FAM. DES CUCURBITACÉES.

C. B. — Tige grimpante, longue de 8 à 10 pieds ; feuilles alternes, échancrées ; fleurs en grappes ; fruit comme une cerise, rougeâtre.

On récolte la racine, que l'on coupe en rouelles pour la faire sécher, et que l'on étend sur des claies à l'étuve, parce que cette racine, appelée encore *navet du diable*, est grosse, couverte d'une écorce jaune, d'une saveur amère et désagréable et remplie de sucs et d'humidité.

C'est une plante vivace qui croît dans les lieux incultes et dans les haies, et fleurit en été.

On faisait autrefois un grand usage de cette racine : on l'employait comme purgatif dans les embarras gastriques, les hydropisies, les obstructions viscérales ; fraîche, on l'appliquait comme sinapisme et même comme vésicatoire.

En poudre, sa dose est de 0,5 décigram- à un gramme en plusieurs fois.

En décoction, de 16 à 30 grammes pour 1 litre d'eau.

BUGLOSSE. — ANCHUSA ITALICA. — FAM. DES BORAGINÉES.

C. B. — Tige, haute de 1 à 2 pieds, hérissée de poils; feuilles étroites, pointues, en forme de lance; fleurs paniculées et recourbées.

On récolte les sommités fleuries. Cette plante habite les lieux incultes, et fleurit tout l'été.

Les Egyptiens la regardaient comme un spécifique contre la jaunisse; c'est un sudorifique léger, employé en infusion chaude dans les maladies de poitrine.

BUGRANE. —*Voyez* ARRÊTE-BOEUF.—

BUIS. — BUXUS SEMPERVIVUS. — FAM. DES RUPHORBIASSÉES.

On récolte le bois et les feuilles de cet

arbuste, toujours vert, qui sert de bordure dans nos jardins.

On donne la décoction du bois de buis, à la dose de 30 à 60 grammes dans le rhumatisme, la syphilis, la goutte.

Les feuilles amères, désagréables au goût, doivent être séchées et réduites en poudre : à la dose de 4 grammes, elles purgent et guérissent la fièvre.

BUSSEROLES. — RAISIN D'OURS. — ARBUTUS UVA URSI. — FAM. DES ERICINÉES.

C. B. Tige rampante ; feuille épaisse, luisante, d'un vert sombre en dessus ; fleur en capitule ; fruit rouge, en forme de pois.

On récolte les feuilles. On trouve cette plante dans les montagnes. Elle guérit la pierre, la gravelle, le catarrhe de la vessie et les maladies des reins.

En poudre, dose de 1 à 4 grammes.

En décoction, dose de 8 à 16 grammes, pour 1 litre d'eau.

C

CAILLE LAIT. — GALIUM VERUM. — FAM. DES RUBIACÉES.

C. B. — Tige mince, faible, couchée; feuilles lisses, linéaires, fleurs jaunes, petites, odeur de miel, fruits lisses et accolés deux à deux. On récolte les fleurs de cette plante qui croît communément dans les lieux secs et fleurit tout l'été.

Elle calme les douleurs nerveuses, les accès épileptiques, et provoque la transpiration.

En infusion chaude, sa dose est de 8 à 16 grammes pour 1 litre d'eau.

CALAMUS AROMATICUS. — *Voyez* ACORE VRAI.

CALENDULA OFFICINALIS. — *Voyez* SOUCI.

CAMOMILLE ORDINAIRE.—*Voyez* MATRICAIRE.

CAMOMILLE ROMAINE. — ANTHEMIS NOBILIS. — FAM. DES CORYMBIFÈRES.

C. B. — Tige de 8 à 10 pouces, couchée, herbacée, rameuse ; feuilles pubescentes ; fleurs en forme de rayons, garnies de paillettes jaunes au centre, et blanches à la circonférence.

On récolte les fleurs. La camomille habite les pelouses sèches des collines et des bois, fleurit en juin et juillet et doit être cultivée dans les jardins, où l'on peut la cueillir un peu avant le complet épanouissement des fleurs. Leur dessiccation exige quelques précautions afin de leur conserver leur odeur agréable et leur saveur chaude et amère.

Cette fleur est utile dans les mauvaises digestions, la chlorose, la goutte, les coliques venteuses, les fièvres intermittentes, et tue les vers chez les enfants.

La dose est de 4 à 8 grammes pour 1 litre d'eau bouillante.

CAMOMILLE PUANTE. — MAROUTE. — ANTHEMIS COTULA. — MÊME FAM.

CAMOMILLE DES TEINTURIERS. — ANTHEMIS TINCTÒRIA. — IDEM.

Ce sont deux variétés qui possèdent les mêmes vertus que la camomille romaine. Leur odeur seule est désagréable.

On peut les récolter de même.

CANNE DE PROVENCE. — ROSEAU A QUENOUILLE. — ARUNDO DONAX. — FAM. DES GRAMINÉES.

Cette plante n'habite que le midi de la France; c'est un remède vulgaire contre la trop grande abondance de lait chez les nourrices. On le donne en décoction à la dose de 16 à 60 grammes.

CAPILLAIRE DE MONTPELLIER. — ADIANTHUM CAPILUS VENERIS. — FAM. DES FOUGÈRES.

On récolte toute la plante, qui se rencontre dans presque toutes les régions, sur les rochers humides, autour des fontaines, des vieux puits. On la reconnaît à ses feuilles longues, effilées, d'un beau vert, et sous lesquelles on remarque la ligne brune de la fructification.

On en fait une infusion comme le thé, ou bien on en prépare *le sirop de capillaier*, utile dans les maladies de poitrine et qui est un remède vulgaire dans la médecine des enfants.

CARDAMINE DES PRÉS. — CRESSON ÉLÉGANT. — CRESSON DES PRÉS. — CARDAMINE PRATENSIS. — FAM. DES CRUCIFÈRES.

Comme le cresson ordinaire, cette plante croît le long des ruisseaux, des fontaines, dans les prairies humides. Elle se distingue par ses jolies fleurs d'un violet pâle. Ses feuilles fraîches, pilées et exprimées servent à guérir le scorbut : et l'infusion de ses fleurs séchées calme les spasmes nerveux. Elle est peu usitée.

CARVI. — CARUM CARVI. — FAM. DES OMBELLIFÈRES.

C. B. — Tige glabre, haute d'un demi-mètre; feuilles grandes; fleurs blanches en ombrelle ou parasol; graines ovoïdes, striées, noirâtres; odeur aromatique; saveur sucrée, chaude, piquante.

On ne récolte que les graines pendant la deuxième année ; c'est une plante bisannuelle, qui fleurit tout l'été et habite les prairies montueuses de nos environs.

On emploie les graines de Carvi comme celles de l'anis, dans les vices de la digestion, les coliques venteuses, les diarrhées séreuses. Les Allemands en mettent dans le pain, le fromage ; les Anglais, dans la pâtisserie, dans les confitures. On prétend qu'elles augmentent la qualité de lait chez les nourrices.

En poudre, on les prescrit à la dose de 1 à 4 gram.

En infusion, de 30 à 60 gram. pour 1 lit. d'eau.

CASSIS. — FRUIT DU GROSEILLIER NOIR. — RIBES NIGRA. — FAM. DES RIBÉSIÉES.

Cultivée dans nos jardins, cette plante a été utilisée en médecine.

Ses feuilles, récoltées au printemps et desséchées, ont la vertu de provoquer la transpiration. Les feuilles et son écorce, en décoction dans le lait, dissipent l'inflammation de la gorge en quelques heures.

La dose est de 2 à 5 pincées pour un 1/2 litre de lait.

CATAIRE OFFICINALE. — CATAIRE. — HERBE AUX CHATS. — TREPETA CATARIA. — FAM. DES LABIÉES.

B. C. — Tige rameuse, carrée, pubescente. Feuilles en forme de cœur, lisses en dessus, plus pâles et veloutées en dessous. Fleurs blanches ou purpurines, en épi. Odeur très-aromatique. Saveur amère, âcre, et ressemblant à celle de la menthe. On récolte les sommités fleuries de la Cataire, qui agit d'une façon singulière sur les chats qui se roulent dessus, la mordent et semblent éprouver de son odeur des sensations agréables. Cette plante habite le bord des fossés, des haies, dans les lieux exposés aux rayons du soleil.

On l'a employée dans l'hystérie, la chlorose, la suppression des règles, dans la jaunisse, et les catarrhes anciens.

On l'administre en infusion chaude, à

la dose de 4 grammes ou une petite poignée.

CENTAURÉE (petite). — ERYTHOEA CENTAURIUM. — FAM. DES GENTIANÉES.

C. B. — Herbe carrée, haute d'un pied. Feuilles ovales, à trois nervures. Fleurs roses, en corymbes, au sommet de la tige, sans odeur. Saveur amère, très-franche, qui augmente par la dessiccation.

On récolte les sommités fleuries. Mais pour conserver aux fleurs leur jolie couleur rose, on les enveloppe de papier au moment de les faire sécher, on les expose à un soleil doux, ou à l'ombre, si le soleil est ardent. Cette plante bisannuelle se trouve dans toutes les prairies humides, dans les allées fraîches de nos bois, et fleurit aux mois de juillet et août. J'en ai fait une abondante récolte au pied des Babors, en Kabylie, au mois de juillet dernier.

La petite centaurée est un des amers les plus estimés contre les fièvres de marais, dans les affections goutteuses, rhumatismales, dans la chlorose, etc.

En poudre, on la prescrit à la dose de 2 à 4 gram.

En décoction ou infusion, à la dose de 16 à 30 gram. par litre d'eau.

CENTAURÉE (grande). — CENTAUREA CENTAURIUM. — FAM. DES SYNANTHÉRÉES.

Cette plante habite les bois, les lieux élevés et chauds ; elle est originaire d'Italie et n'est utile que par la décoction de sa racine, amère et astringente. — Elle est peu usitée.

CERFEUIL. — SCANDIX CEREFOLIUM. — FAM. DES OMBELLIFÈRES.

Cette plante, connue de tout le monde, jouit de propriétés stimulentes et résolutives. On la donne en décoction pour calmer les douleurs hémorroïdales ; on applique encore des cataplasmes de feuilles de cerfeuil sur les contusions, les plaies, les seins engorgés de lait et les engorgements des glandes. La dose est de 1 à 8 grammes en décoction.

CHAMOEDRYS. — PETIT CHÊNE. — GERMANDRÉE. — TENCRIUM CHAMOEDRYS. — FAM. DES LABIÉES.

C. B. — Tige ronde, couchée, articulée; feuilles ovales, crénelées ; fleurs rouges, axillaires , odeur aromatique , saveur amère.

On récolte les sommités fleuries. Cette plante habite les bois secs, sablonneux, et fleurit en juin et juillet.

En Italie on la nomme Herbe des fièvres : elle est fortifiante, provoque la sueur; on la conseille contre la goutte, les rhumatismes, le scorbut, les scrofules, les catarrhes, la suspension des règles, etc.

La dose en poudre est de 2 à 4 grammes.

En décoction de 1 à 3 pincées par un 1/2 litre d'eau.

CHANVRE. — CANNABIS SATIVA. — FAM. DES URTICÉES.

Les graines de chanvre sont employées en infusion et en décoction, dans les inflammations des reins et de la vessie, à peu près comme celles du lin.

CHARDON ÉTOILÉ. — CHAUSSE-TRAPPE. — CENTAUREA CALCITRAPPA. — FAM. DES SYNANTHÉRÉES.

C. B. — Tige peu élevée, striée, velue; feuilles dentées, en forme de lance; fleurs petites, rougeâtres, en capitules; odeur nulle, saveur extrêmement amère.

On récolte toute la plante, mais surtout les fleurs. — On trouve cette plante sur le bord des chemins et des fossés; elle fleurit tout l'été.

C'est un des meilleurs fébrifuges de nos climats: c'est le quinquina des pauvres. On fait bouillir deux poignées de ces fleurs dans un litre et 1/2 de vin blanc, et on ait boire 6 à 8 onces avant l'accès de fièvre intermittent.

CHARDON BÉNI. — CENTAUREA BENEDICTA. — FAM. DES SYNANTHÉRÉES.

C. B. — Tige carrée, rougeâtre, couverte de poils. Feuilles extrêmement dentèes; chaque dentelure est armée d'une épine. Fleurs jaunes, en capitules solitaires. Sans odeur, d'une amertume extrême.

On n'emploie que les feuilles et les sommités fleuries. On trouve surtout cette plante dans le midi de la France et en Algérie. Elle guérit les fièvres de marais, les faiblesses d'estomac, les anciennes dyarrhées, les pleurésies, les douleurs articulaires, etc.

La dose en infusion est de 16 à 30 gram.

CHARDON-MARIE. — CHARDON NOTRE-DAME. — CARDUUS MARIANUS. — MÊME FAM.

On reconnaît ce chardon à ses larges feuilles, marquées de blanc, et on le trouve dans tous les lieux cultivés. Sa saveur est très-amère, un peu astringente, mais il est sans odeur.

On récolte sa racine, et on emploie le suc de ses feuilles fraîches pour guérir les fièvres intermittentes, l'hydropisie, l'ictère, le rhumatisme; c'était autrefois un préservatif contre la rage.

La racine en décoction s'administre à la dose de 8 à 16 grammes.

CHÊNE. — QUERCUS ROBUR. — FAM. DES CUPULIFÉRÉES.

Cet arbre, connu de tout le monde, a été utilisé en médecine ; son écorce, réduite en poudre, s'emploie comme astringent et tonique dans les fièvres d'accès, les dyarrhées, les hémorrhagies, les écoulements blancs. On prescrit le tan, en poudre- en infusion et en décoction.

Les glands de chêne, torréfiés et réduits en poudre peuvent se prendre dans les mêmes maladies, en infusions et en décoctions.

CHICORÉE SAUVAGE.—CHICHORIUM INTY, BUS. — FAM. DES CHICORACÉES.

C. B. — Tige droite, rameuse ; feuilles allongées. Fleurs d'un bleu clair. Racine longue, en forme de fuseau, grosse comme le doigt. Sans odeur, saveur amère. Quand on coupe la plante fraîche, il en sort un suc laiteux d'une amertume extrême.

On récolte la racine et les feuilles. La chicorée est commune sur les bords des chemins, aux lieux secs, et fleurit en août et septembre.

Sa décoction convient aux maladies par affaiblissement, dans les engorgements du foie et de la rate, la jaunisse, les maladies de la peau.

Sa dose est de 30 à 60 grammes pour 1 litre d'eau.

CHIENDENT. — TRITICUM REPENS. — FAM. DES GRAMINÉES.

C. B. — Tige droite, haute d'un mètre. Feuilles molles, longues, vertes, et servant de vomitif aux chiens. Racine longue, rampante, mince, noueuse, jaune en dehors. Odeur nulle, saveur sucrée.

On récolte les racines, en les séparant des tiges, choisissant les plus tendres, les plus jeunes; on les lave, on les bat, pour enlever l'épiderme, et on les fait sécher; on en forme des bottes que l'on suspend, et qu'il faut renouveler tous les ans.

On trouve cette plante partout en grande

quantité dans les lieux cultivés, dans les jardins, dans les vignes. On en fait un grand usage dans toutes les maladies inflammatoires; avec un peu de racine de réglisse et du chiendent, on prépare la tisane commune des hôpitaux.

La dose est de 15 à 30 grammes pour 1 litre d'eau bouillante.

CIGUE MACULÉE. — GRANDE CIGUE. — CIGUE OFFICINALE. — CONIUM MACULATUM. — FAM. DES OMBELLIÈRES.

C. B. — Tige d'un mètre de hauteur, lisse, marquée de taches noirâtres. Feuilles grandes, dentées, d'un vert foncé, à folioles écartées. Fleurs blanches, petites, en forme de parasol. Odeur fétide, semblable à l'urine du chat, produisant une sorte d'engourdissement, quand on la respire longtemps, saveur âcre, nanséabonde.

On récoltes les feuilles vers la fin de juin, à l'époque de la floraison; on les fait sécher à l'ombre, et on les conserve à l'abri de l'air et de la lumière, qui l'altèrent, Les feuilles fraîches, pilées, donnent un suc vénéneux, dont les Athéniens se servaient pour faire périr certains personnages, et dont Socrate mourut. La cigüe habite les terres arides, remuées, les décombres, les bords des haies, et devient d'autant plus active qu'elle est récoltée dans des climats plus chauds. On a vanté la cigüe contre le squirrhe, les abcès anciens, les ulcères de mauvaise nature ; elle réussit souvent contre les engorgements glandulaires, contre la coqueluche.

En poudre et en pilules, on l'administre à la dose de 0,1 décigram. à 1 gram.

En infusion, 16 gr. pour 1 litre d'eau.

CITRON. — FRUIT DU CITRUS MEDICA. — FAM. DES AURANTIACÉES.

On conserve l'écorce du citron, qui, séchée, est employée comme tonique et stomachique, soit en poudre, soit en infusion.

CITROUILLE. — PEPO MACROCARPUS. — FAM. DES CUCURBITACÉES.

On emploie les graines de la citrouille

pour faire des tisanes rafraîchissantes ; mais ces graines rancissent facilement et ne peuvent pas être conservées longtemps.

CLÉMATITE DES HAIES. — HERBE AUX GUEUX. — VIGNE BLANCHE. — CLEMATIS VITALBA. — FAM. DES RENONCULACÉES.

La clématite se trouve dans toutes les haies, et est connue de tous les habitants de la campagne ; ses feuilles fraîches, pilées, et appliquées sur la peau, agissent comme la poudre de cantharides, et peuvent être employées comme vésicatoires. Autrefois, on conseillait les infusions pour les rhumatismes, les affections syphilitiques invétérées, la fièvre quarte et les gales anciennes. Elle n'est pas usitée de nos jours.

COCHLÉARIA. — HERBE AUX CUILLERS. — CRAN OFFICINAL. — FAM. DES CRUCIFÈRES.

C. B. — Herbe haute d'un pied. Feuilles radicales, nombreuses, arrondies en forme de cuiller ou de soucoupe. Fleurs blanches, formant une sorte de corymbe à l'extrémité des rameaux. Saveur amère, âcre, piquante, analogue à celle du radis noir; odeur pénétrante, quand on l'écrase.

On récolte la tige et les sommités fleuries. Cette plante bisannuelle, que l'on cultive dans les jardins, a été donnée avec profusion par la main de la Providence dans les lieux où le scorbut est le plus souvent observé; on la trouve en grande abondance sur les bords des mers du nord de l'Europe, dans les îles de la mer Australe; elle est utile contre le scorbut des navires et des prisons, contre les anciens catarrhes, les scrofules, le rhumatisme, et certaines maladies de la peau.

On l'administre en infusion, à la dose de 30 à 60 grammes par litre d'eau. Elle est plus active en dissolution dans l'eau-de-vie ou l'esprit de vin.

COLCHIQUE. — TUE-CHIEN. — VEILLOTTE. SAFRAN DES PRÉS. — SAFRAN BATARD. — COLCHICUM AUTUMNALE. — FAM. DES COLCHICÉES.

La tige de cette plante est courte et né

paraît pas au-dessus du sol, au moment où la fleur sort de terre, au mois de septembre ; ce n'est qu'au printemps suivant que les feuilles apparaissent avec les graines. La récolte du bulbe ou oignon est fort difficile ; il faut le chercher à un pied sous terre, avant la sortie de la fleur.

C'est un poison dangereux ; employé à petite dose dans les rhumatismes.

COLOQUINTE. — CUCUMIS COLOCYNTHIS. — FAM. DES CUCURBITACÉES.

C. B. — Tige grimpante, couverte de poils rudes ainsi que les feuilles ; fleurs jaune-orange ; fruit gros comme une pomme, jaune, et rempli de graines blanches et aplaties.

On ne recueille que les fruits. La coloquinte nous vient de l'Orient et se cultive dans nos jardins ; en poudre, et prise à l'intérieur, elle agit comme un purgatif violent, provoque l'écoulement des règles, et fait cesser les hémorrhagies du poumon. C'est un médicament peu usité.

CONCOMBRE. — CUCUMIS SATIVUS. — FAM. DES CUCURBITACÉES.

Les graines de concombre, en infusion, sont utiles dans les maladies inflammatoires. On emploie surtout la pulpe du concombre en pommade contre les dartres.

CONSOUDE OFFICINALE.—*Voyez* GRANDE CONSOUDE.

COQ DES JARDINS. — *Voyez* BALSAMITE ODORANTE.

COQUELICOT. — PAVOT ROUGE. — PAPAVER RHŒAS. — FAM. DES PAPAVÉRACÉES.

Les belles et grandes fleurs du coquelicot, si communes dans nos champs cultivés, sont employées comme émollientes et anodines dans les catarrhes et autres inflammations de la poitrine, à la dose de 2 à 4 pincées pour un litre d'eau bouillante.

Pour leur conserver leur belle couleur rouge, il faut les faire sécher rapidement au four ou à l'étuve. Les pétales des coquelicots font partie des quatre fleurs pectorales, avec celles de la mauve, du bouillon blanc et de la violette.

CORIANDRE. — CORIANDRUM SATIVUM. — FAM. DES OMBELLIFÈRES.

On ne fait que très-peu d'usage des semences de cette plante ; elles ont moins d'action que celles de l'anis et s'emploient dans les mêmes cas. Cette espèce croît dans les lieux cultivés, dans les vignes.

En poudre, sa dose est de 2 à 4 gram.
En infusion, de. . . . 4 à 8 gram.

COURGE.

Les graines de la courge s'emploient comme celles du concombre et de la citrouille.

CRESSON DE FONTAINE. — CRESSON. — SISYMBRIUM NASTURTIUM. — FAM. DES CRUCIFÈRES.

Le cresson n'est employé qu'à l'état frais : en sucs d'herbes ou en salade ; on l'emploie comme antiscorbutique, expectorant. Il est populaire dans les maladies de poitrine, dans la phthysie pulmonaire. A Paris, on l'appelle la santé du corps.

CYNOGLOSSE. — LANGUE DE CHIEN. — CYNOGLOSSUM OFFICINALE. — FAM. DES BORRAGINÉES.

C. B. — Tige grosse, cannelée, velue ; feuilles longues, molles, couvertes d'un duvet blanchâtre ; fleurs d'un rouge vi neux, tirant sur le bleu, et ressemblant un peu à celle de la bourrache ; sans odeur ni saveur.

On récolte l'écorce de la racine à l'automne de la deuxième année. C'est une plante bisannuelle, qui habite les lieux incultes de la France, et fleurit tout l'été.

On la prescrit contre la toux, le catarrhe, les hémorrhagies de la poitrine, le flux de ventre, en poudre ou en pilules, à la dose de 4 à 8 gram.

D

DIGITALE. — DIGITALE POURPRÉE. — DIGITALIS PURPUREA. — FAM. DES SCROPHULARIÉES.

C. B. — Tige simple, velue, haute d'un mètre; feuilles grandes, ovales, blanchâtres, velues; fleurs d'un rouge vif; corolle campaniforme ; saveur âcre, désagréable, amère; odeur vireuse.

On récolte les feuilles. Cette plante se trouve dans les taillis en colline, les terrains glaiseux, stériles, et fleurit en juin et juillet.

La digitale est journellement employée dans les maladies du cœur, dans les crachements de sang, l'asthme, les toux nerveuses, les palpitations, etc.

On la donne en poudre, en infusion et surtout en extrait.

DOUCE-AMÈRE. — AMÈRE DOUCE. — MORELLE GRIMPANTE. — SOLANUM DULCAMARA. — FAM. DES SOLANÉES.

C. B. — Appelée par Dioscoride, vigne

sauvage ; la tige est grimpante, sarmenteuse, longue de plusieurs pieds ; fleurs violettes en grappes ; fruit ovoïde et rouge ; bois ayant une odeur forte, vireuse, une saveur amère, laissant un arrière-goût sucré.

On récolte le bois de la Douce-amère, qui se trouve dans toutes les haies, dont on fait des berceaux dans les jardins, et qui fleurit en juin et juillet. Pour faire sécher les tiges, on les coupe en petits morceaux et on les fend en deux parties.

On conseille son usage dans le rhumatisme, la gale, les dartres et la syphilis ; on l'administre en poudre, en infusion et en décoction, à la dose de 16 à 30 gram.

DAUPHINELLE. — *Voyez* PIED D'ALOUETTE DES CHAMPS.

E

ÉGLANTIER. — ROSIER SAUVAGE. — ROSA EGLANTERIA. — ROSA CANINA. — FAM. DES ROSACÉES.

Connu de tout le monde, cet arbrisseau

épineux habite tous les climats et croît dans les haies. Les fleurs servent à préparer l'eau distillée de roses, pour les maladies des yeux ; et les fruits, avant leur entière maturité, nommés cynorrhodons, servent à faire une conserve que l'on administre à la dose de 8 à 30 gram., dans les diarrhées anciennes.

ELATERIUM. — CONCOMBRE D'ANE. — MOMORDICA ELATERIUM. — FAM. DES CUCURBITACÉES.

Cette plante ne croît que dans le Midi de la France, et on n'emploie que rarement le suc de ses fruits. Ce suc est un purgatif violent qui, dans certaines hydropisies, peut remplacer la gomme-gutte, ou l'huile de croton-tiglium.

ELLÉBORE NOIR. — HELLEBORUS NIGER. — FAM. DES RENONCULACÉES.

C. B. — Tige horizontale, souterraine ; feuilles coriaces, dentées, en scie ; fleurs roses, grandes, penchées ; racine tubéreuse, grosse comme le petit doigt; saveur âcre, amère; odeur nauséabonde.

On récolte la racine. On trouve cette plante dans les montagnes des Vosges, du Dauphiné et de la Provence; elle fleurit au mois de décembre et peut être cultivée dans les jardins. C'est un purgatif très-énergique, employé dans les maladies de la peau, dans la folie, les hydropisies et contre les vers, etc. Il faut manier ce médicament avec prudence, car il est très-irritant.

ÉPINE-VINETTE. — VINETTIER. — BERBERIS VULGARIS. — FAM. DES BERBÉRIDÉES.

Les fruits rouges et ombiliqués de cette plante sont employés dans le Nord à préparer une espèce de petit vin ou piquette. Cette plante épineuse se trouve dans toutes les haies, et donne un grand nombre de fruits, que l'on récolte et que l'on fait sécher pour préparer des tisanes rafraîchissantes.

ERGOT DE SEIGLE. — *Voyez* SEIGLE ERGOTÉ.

ESTRAGON. — ARTEMISIA DROCUNCULUS. — FAM. DES CORYMBIFÈRES.

Employé comme assaisonnement, l'estragon est une plante cultivée dans nos jardins et dont on conseille le suc dans les maladies scorbutiques.

EPURGE. — CATAPUCE. — EUPHORBIA LATYRIS. — FAM. DES EUPHORBIACÉES.

Cette grande et robuste plante, qui tire son nom de ses propriétés purgatives, produit des semences employées par les habitants des campagnes pour se purger; ils en prennent de 12 à 15 graines, et obtiennent de 4 à 5 évacuations, sans colique ni ténesme.

La racine, réduite en poudre, est, non-seulement purgative, mais vomitive, et peut remplacer l'ipécacuanha. Sa récolte est utile.

F

FENOUIL. — ANETHUM FENICULUM. — FAM. DES OMBELLIFÈRES.

C. B. — Tige haute de 1 à 2 mètres; feuilles embrassant la tige, découpées en petites folioles minces; fleurs jaunes, ressemblant au chou-fleur; fruit allongé; graines ovoïdes, triées, d'un vert pâle; odeur agréable; saveur sucrée et un peu âcre.

On ne récolte que les graines. Le fenouil croît en abondance dans le Midi et surtout en Algérie; mais on peut le cultiver. On l'emploie dans les maladies de l'estomac, pour faciliter les digestions, calmer les coliques venteuses, chasser les vapeurs, guérir la diarrhée et augmenter le lait des nourrices.

On le donne à la dose de 1 à 4 gram. en poudre, et 8 à 12 gram. en infusion.

FOUGÈRE MALE. — POLYPODIUM FELIX-MAS. — FAM. DES FOUGÈRES.

Les feuilles de la fougère sont grandes,

pétiolées, ovales et pinnées ; ses racines sont grosses, noires, souterraines, seule partie que l'on récolte.

C'est une herbe très-commune dans les bois et les lieux ombragés ; la racine, séchée et réduite en poudre, administrée à la dose de 8 à 12 gram., a la propriété de détruire les vers intestinaux, tels que les lombrics, les tricocéphales, et même le ténia ; deux heures après avoir pris la poudre de fougère, on donne un purgatif composé de 30 gram. d'huile de ricin.

FRAGON ou PETIT-HOUX. — RUSCUS ACULEATUS. — FAM. DES ASPARAGINÉES.

C'est un petit arbrisseau que l'on ne trouve pas dans les lieux couverts ; sa racine seule est employée dans les mêmes cas que celle de l'asperge.

FRAISIER. — FRAGARIA VESCA. — FAM. DES ROSACÉES.

On fait usage de la racine du Fraisier pour préparer des tisanes rafraîchissantes, des gargarismes, dans les maladies de la gorge, des voies urinaires; sa récolte est facile et abondante, puisque le Fraisier est cultivé dans les jardins et très-commun dans les bois.

Sa dose est de 30 à 60 grammes; en décoction, pour 1 lit. d'eau, 6 gr.

FUMETERRE. — FUMARIA OFFICINALIS. — FAM. DES FUMARIACÉES.

C. B. — Tige carrée, rameuse; feuilles découpées; fleurs purpurines en épi; corolle en éperon.

On récolte toute la plante, qui est remplie d'un suc inodore et amer, et qui croît en abondance dans les jardins, les vignes, les lieux cultivés. Elle est utile dans les maladies laiteuses des enfants, dans la jaunisse, le scorbut et les engorgements des viscères abdominaux.

On prescrit habituellement la Fumeterre en sirop ou en décoction à la dose d'une poignée pour un lit. d'eau.

G

GENIÈVRE. — JUNIPERUS COMMUNIS. — FAM. DES THÉACÉES.

C. B. — Tige rameuse; feuilles très-piquantes; fleurs dioïques en chatons axillaires; baies rondes, grosses comme un pois, noires, pulpeuses, d'une odeur forte et agréable, d'une saveur chaude et résineuse.

On ne récolte que les fruits ou baies. On trouve cet arbrisseau sur les coteaux secs et arides; dans le Nord, on fait une eau-de-vie estimée en distillant les baies de Genièvre; mais, en médecine, on le prescrit en poudre dans les maladies des reins et de la vessie; elles communiquent à l'urine l'odeur de la violette et sont utiles pour faire reparaître les règles supprimées.

On les prescrit en poudre à la dose de 8 à 10 grammes.

En infusion de 15 à 30 gr.

GENTIANE. — GENTIANA LUTEA. — QUINQUINA INDIGÈNE. — FAM. DES GENTIANÉES.

C. B. — Tige haute de 1 à 2 mètres; feuilles d'un vert clair, ovales; fleurs jaunes, en épi. — Racines longues, perpendiculaires, grosses comme le doigt, brunes en dehors, jaunes en dedans. Odeur fade, saveur très-amère.

On récolte la racine. Cette plante habite les montagnes de l'Auvergne, des Vosges et de la Basse-Bourgogne; c'est un des meilleurs toniques et fébrifuges de nos climats. On l'emploie dans les scrofules, la goutte, la jaunisse, la chlorose et les fièvres de marais.

Sa dose en poudre est de 1 à 2 gr.
En décoction de . . . 8 à 16 gr.

On récolte aussi les racines de la Gentiana punctata Gentiana purpurea, Gentiana deaulis; trois espèces voisines et de la même famille que la Gentiane ordinaire, et qui jouissent des mêmes vertus.

GÉRANION A ROBERT. — HERBE A RO-

BERT. — GERANIUM ROBERTIANUM. — FAM. DES GÉRANIACÉES.

C. B. — Tiges rougeâtres, enflées aux nœuds; feuilles palmées et pinnatifides; fleurs purpurines. Odeur fétide, saveur amère.

On trouve cette plante sur les murs, entre les pierres, dans les décombres, et on récolte les fleurs et les feuilles, qui sont utiles en gargarismes dans les angines, dans les hémorrhagies. On les applique, en cataplasme, sur les tumeurs et les engorgements des mamelles; et on les prescrit, en infusion, contre la gravelle, la jaunisse et les fièvres intermittentes.

GERMANDRÉE MARITIME. — MARUM. — TEUCRIUM MARUM. — FAM. DES LABIÉES.

C. B. — Sous-arbrisseau; feuilles petites, ovales, blanches. Odeur aromatique, camphrée, saveur âcre, amère, chaude. Les chats se roulent avec une sorte de fureur sur cette plante comme sur la cataire.

On ne récolte que les feuilles. On conseille sa poudre ou son infusion dans l'affaiblissement de l'estomac, dans les fièvres putrides, dans l'apoplexie, la paralysie, l'hystérie, le catarrhe chronique, etc. On lui attribue une singulière propriété : prises par le nez, comme le tabac en poudre, ces feuilles guérissent les polypes muqueux du nez et les empêchent de repulluler. En 1827, le Dr J.-H. Kopp cite une jeune paysanne de onze ans, qui en prit de trois à cinq prises par jour, et vit son polype disparaître le treizième jour.

GERMANDRÉE DE MONTAGNE. — POULIOT DE MONTAGNE. — TEUCRIUM MONTANUM. — FAM. DES LABIÉES.

Cette plante habite les pelouses sèches, les coteaux pierreux et incultes des environs de Paris; administrée en infusion, elle est tonique et convient aux convalescents de fièvres typhoïdes, dans les mauvaises digestions, par suite de faiblesse d'estomac.

On récolte les feuilles; mais elles sont peu usitées dans la médecine moderne.

GOMME DU PAYS. — GUMMI NOSTRAS.

C'est un suc fourni par la plupart des arbres de la famille des Rosacées, tels que le cerisier, le prunier et l'abricotier. Cette gomme n'est pas aussi soluble dans l'eau que la gomme du Sénégal ou de l'Asie Mineure ; mais elle doit être recueillie et peut rendre de bons services dans la médecine des pauvres.

GRAND BAUME. *Voyez* BALSAMITE ODORANTE.

GRANDE CENTAURÉE. *Voyez* CENTAURÉE.

GRANDE CIGUE. *Voyez* CIGUE.

GRANDE CONSOUDE. — SYMPHITUM OFFICINALE. — FAM. DES BORRAGINÉES.

C. B. — Tige herbacée, velue et rude ; feuilles en forme de lance, aiguës, ovales ; fleurs blanches ou rosées, en épi-corolle tubuleuse ; racines allongées, grosses, noires en dehors, blanches en dedans. Saveur fade, mucilagineuse, avec un arrière-goût artringent.

On récolte la racine et les feuilles. Elle

croît assez habituellement dans les *lieux* humides de nos prés et de nos bois; elle fleurit en mai et juin.

Autrefois elle était employée pour guérir les plaies récentes; aujourd'hui elle est considérée comme adoucissante, émolliente dans les diarrhées; les dyssenteries et les inflammations de la vessie, etc.

On prescrit sa racine, à laquelle on ôte l'écorce, en décoction à la dose de 30 à 60 grammes.

GRATIOLE. — HERBE A PAUVRE HOMME. — GRATIOLA OFFICINALIS. — FAM. DES SCROPHULARIÉES.

C. B. — Tige simple, noueuse, glabre; feuilles dentées, en scie; fleurs grandes, d'un blanc rougeâtre, avec une corolle tubuleuse. Fraîche, cette plante a une saveur très-amère, nauséeuse; elle est sans odeur.

On récolte toute la plante, qui habite les prés humides, le bord des étangs, les berges des rivières et qui fleurit au mois de juillet.

Les gens de la campagne et les personnes robustes s'en servent en infusion, à la dose de 2 à 4 grammes, pour se purger et se faire vomir ; cette plante est utile dans les hydropisies sans fièvre, dans l'apoplexie, la folie, dans l'obstruction des viscères, à la suite de fièvres intermittentes.

C'est un médicament très-actif et très-irritant ; il faut l'employer avec prudence.

GRENADIER. — PUNICA GRANATUM. — FAM. DES MYRTINÉES.

C. B. — Arbrisseau, haut de 3 à 4 mètres. Tronc couvert de petites épines ; feuilles luisantes ; fleurs d'un beau rouge ; fruits ronds et gros comme des pommes, avec une écorce sèche et coriace, et remplis de graines roses et charnues.

Le Grenadier est très-commun en Algérie, dans le midi de la France, et se cultive dans les jardins. On récolte :

1° L'écorce de sa racine, pour tuer le ver solitaire ou tœnia ;

2° Les fleurs, avant leur épanouissement ;

3° L'écorce de son fruit, pour guérir les flux de ventre, les dyssenteries et autres écoulements muqueux.

C'est un arbrisseau précieux.

GROSEILLER NOIR. — *Voyez* CASSIS.

GUIMAUVE. — ALTHOEA OFFICINALIS. — FAM. DES MALVACÉES.

Cette jolie plante, haute d'un mètre environ, aux feuilles cordiformes, molles, douces au toucher, a des fleurs d'un blanc rose, que tout le monde connaît.

On récolte la racine et les feuilles de la Guimauve, qui croît dans les champs, dans les jardins, et fleurit en juin et juillet. On emploie la racine et les feuilles, qui sont adoucissantes et utiles, dans les inflammations.

La dose est de 30 grammes pour un litre de décoction.

GUIMAUVE ROSE TRÉMIÈRE. — PASSE-ROSE. — ALCEA ROSEA. — MÊME FAMILLE.

(S'emploie de la même manière.)

GRUAU. — *Voyez* AVOINE.

H

HERBE AUX HANTRES, — VÉLAR. — SISYMBRE OFFICINAL. — SISYMBRIUM OFFICINALE. — FAM. DES CRUCIFÈRES.

C. B. — On reconnaît cette herbe à ses tiges couchées d'abord, puis redressées, longues d'un pied, à ses feuilles dentées, à ses fleurs jaunes, en épi, à sa saveur amère, acerbe.

On récolte toute la plante, qui se trouve au pied des murs, les long des fossés ; elle est très-commune, et jouit de la réputation de calmer les irritations de la gorge, les enrouements ; ce qui lui a valu son nom.

On en prépare un sirop, que l'on donne à la dose de 30 à 100 grammes.

HOUBLON. — HUMULUS LUPULUS. — FAM. DES URTICÉES.

C. B. — Plante grimpante, rude, anguleuse ; feuilles découpées comme celles de la vigne ; fleurs en écailles imbriquées ;

fruits en cônes allongés, de couleur jaune vert. Odeur désagréable, saveur amère très-prononcée.

Le Houblon se cultive en grand dans le Nord, pour la préparation de la bière, dans les jardins; cette plante fait une jolie garniture de haie. En médecine, on emploie son infusion contre les mauvaises digestions, les scrofules, le carreau, le rachitisme, les maladies de la peau, et dans tous les cas où il faut tonifier l'économie.

On l'administre, en poudre, à la dose de 1 gramme; en infusion, à la dose de 16 à 30 grammes pour 1 lit. d'eau bouillante.

HOUX. — ILEX AQUIFOLIUM. — FAM. DES AQUIFOLIACÉES.

Cet arbuste, toujours vert, aux feuilles luisantes et armées d'épines, est connu de tout le monde.

On récolte les feuilles, on les fait sécher, et on les administre en décoction, à la dose de 10 à 15 grammes pour 1 litre d'eau. On conseille l'emploi de cette tisane dans la goutte, le rhumatisme, et surtout les fièvres intermittentes; c'est le quinquina du pauvre, on les prescrit, en poudre, à la dose de 4 à 8 grammes dans un verre de vin blanc, à prendre, trois heures avant l'accès.

HYSOPE. — HYSSOPUS OFFICINALIS. — FAM. DES LABIÉES.

C. B.— Tige haute d'un pied, rameuse; feuilles étroites, aiguës; fleurs bleues ou roses. Odeur aromatique, suave; saveur excitante, un peu amère.

On récolte les sommités fleuries de l'Hysope, dont on peut faire des bordures dans les jardins; on prescrit leur infusion dans les maladies de poitrine.

I

IMPÉRATOIRE. — IMPERATORIA OSTHRUTIUM. — F. DES OMBELLIFÈRES.

Hoffman l'appelle Divinum remedium — Aujourd'hui cette plante est peu usitée.

— On la trouve dans les prés des montagnes de l'Auvergne, et on la cultive dans les jardins ; ses racines ne doivent être récoltées que l'hiver, et alors elle ont une odeur aromatique agréable et une saveur amère, chaude et un peu piquante. Elle se rapproche de l'Angélique et se donne dans les coliques venteuses, la chlorose, les flatuosités, le catarrhe muqueux, la paralysie, la rétention d'urine, l'asthme. En poudre, elle avive les plaies blafardes, les ulcères de mauvaise nature, et active leur cicatrisation.

Sa dose à l'intérieur, en poudre est de 1 à 4 grammes. —

En infusion — de 4 à 8 grammes.

IRIS DES JARDINS. — FLAMBE. — IRIS D'ALLEMAGNE. — IRIS GERMANICA. — F. DES IRIDÉES. —

On récolte les racines de l'Iris, qui sont grosses, charnues, d'une odeur de violette, quand elles sont desséchées. — Cette dessiccation doit être faite avec soin, parce que leur volume rend cette opération un peu longue. On les prescrit dans les cas d'hydropisie ; elles tuent les vers intestinaux, servent de poudre dentrifrice, de pois à cautère, etc. — On les trouve sur les vieux murs, dans les ruines ; est cultivée dans les jardins et fleurit en mai et en juin. —

IRIS DES MARAIS. — GLAÏEUL DES MARAIS. — ACORUS BATARD. — IRIS PSEUDO-ACORUS. F. DES IRIDÉES.

Cette plante se fait remarquer dans les fossés aquatiques des bois, le long des ruisseaux par ses jolies fleurs jaunes. On a conseillé sa racine contre les scrofules et dans les mêmes cas que la précédente.

IRIS DE FLORENCE. — Cette plante est cultivée dans les jardins et a la même propriété que les précédentes.

IVETTE. — PETITE IVETTE. — IVETTE COMMUNE. — TEUCRIUM CHAMOEPITYS. — FAM. DES LABIÉES.

On reconnaît cette plante à ses feuilles

trifides, velues, et à ses fleurs jaunes ; sa saveur amère et aromatique l'a fait employer contre l'asthme, la goutte, et le rhumatisme ; elle est peu usitée.

J

JACÉE. — *Voyez* VIOLA ARVENSIS.

JACOBÉE. — HERBE ST-JACQUES. — SENECIO JACOBEA. — FAM. DES COMPOSÉES.

C. B. — Tiges très-élevées. Feuilles en barbe de plumes, glabres. Fleurs jaunes au sommet de la tige, à rayons planes. Plante vivace, inodore et légèrement amère.

On récolte les tiges et les feuilles de la jacobée, qui croît dans les prairies et fleurit aux mois de juin et juillet.

On l'emploie en cataplasme sur le bas-ventre, dans les inflammations de cette partie du corps, sur les contusions, les vieux ulcères ; la décoction est utile dans les angines, maux de gorge, dans la dyssentrie.

La dose est d'une poignée pour un litre d'eau.

JUSQUIAME NOIRE.— HYOSCIAMUS NIGER. — POTELÉE.— FAM. DES SOLANÉES.

C. B. — Tige de 2 pieds de haut, couverte de poils. Feuilles grandes, ovales, velues, sinueuses sur les bords. Fleurs jaunes, striées de rouge vineux, en epi. Calice tubuleux. Corolle en forme de coupe. Odeur fétide, Saveur douceâtre.

On récolte les feuilles; toute cette plante, d'un vert terne, est très-commune dans les lieux incultes, les décombres, au bord des chemins peu fréquentés.

Elle calme les névralgies, l'épilepsie, les toux nerveuses et les coliques de plomb; on applique ses feuilles fraîches en cataplasme sur les cancers.

L

LAICHE DES SABLES. — SALSEPAREILLE D'ALLEMAGNE. — CAREX ARENARIA. — FAM. DES CYPÉRACÉES.

Employée autrefois comme sudorifique, cette plante n'est plus usitée qu'en Allemagne, dans le traitement de la syphilis. Elle peut devenir la salsepareille du pauvre.

LAITUE CULTIVÉE. — LACTUCA SATIVA. — FAM. DES SYNANTHÉRÉES.

Cette plante, cultivée dans les jardins, fournit à l'époque de la fructification, un suc, nommé *Thridace* ou *Lactucarium*, qui a les mêmes vertus que l'opium. Pour l'obtenir, on fait, avec un couteau d'argent, des incisions à *la tige encore sur pied* ; de ces incisions s'écoule un suc laiteux, qui s'épaissit à l'air, se dessèche et que l'on recueille au bout de quelques jours. Puis on arrache la tige, on la coupe par tronçons, on la pile dans un mortier, on évapore au bain-marie le suc obtenu, et on le mêle au premier recueilli sur la tige.

On administre ce suc en pilules à la dose de 0, 10 à 0, 20 centigrammes par jour, pour rendre le sommeil, pour calmer les douleurs. C'est l'opium du pauvre.

LAITUE VIREUSE. — LACTUCA VIROSA. — FAM. DES SYNANTHÉRÉES.

C. B. — Tige vigoureuse, haute de 2 mètres. Feuilles à nervures épineuses. Fleurs jaunes. Saveur âcre, amère. Odeur désagréable. Quand on coupe la tige ou les feuilles, il s'en écoule un suc laiteux très-abondant.

Elle habite les lieux herbeux, abandonnés, le bord des chemins, les décombres et fleurit en juillet. Elle fournit un suc plus abondant et plus actif que la laitue cultivée, et on prépare l'extrait absolument comme celui de la laitue cultivée.

LANGUE DE CHIEN. — *Voyez* CYNOGLOSSE.

LAURIER-CERISE. — LAURO-CERASI FOLIA — FAM. DES ROSACÉES.

Cet arbrisseau ne se trouve qu'à l'état de culture dans nos jardins: on emploie en médecine les feuilles en infusion, dans les maladies nerveuses, les catarrhes du poumon. On les récolte un peu avant la floraison.

On peut récolter de même les feuilles du laurier commun.

LAVANDE. — LAVANDULA VERA. — FAM. DES LABIÉES.

C. B. — Tige ligneuse, blanchâtre, Feuilles aigües, glauques. Fleurs bleuâtres, disposées en épis. Odeur aromatique, suave. Saveur amère, chaude.

On récolte les sommités fleuries. Elle croît en abondance en Provence, dans les Alpes, aux environs de Briançon. Elle fleurit depuis le mois de mai jusqu'en septembre Elle sert à faire des bordures dans les jardins, L'infusion chaude de lavande guérit les maux de tête, migraines, tremblements des membres, et autres faiblesses nerveuses. On l'administre en poudre et en infusion, à la dose de 1 à 3 pincées.

LAVANDE SPIC. — LAVANDULA SPICA. — MÊME FAM.

Cette lavande plus abondante que l'autre, sert à préparer l'Eau de lavande, si utile pour raffermir la peau, et l'*huile d'aspic*, qui s'appelait primitivement olea spica, huile de spic. Elle a les mêmes vertus que la lavande ordinaire.

LICHEN D'ISLANDE. — CETRARIA ISLANDICA. —FAM. DES LICHENÉES.

Les productions parasites, nommées Lichens, sont situées sur le bord des feuilles de certains arbres, ou sur les rochers, dans les montagnes des Vosges, des Alpes, ou des Pyrénées. Elles ont une saveur amère, féculente, et sont employées dans les affections de poitrine, en poudre ou en décoction.

LIERRE TERRESTRE. — GLECOMA HEDERACEA. — RONDOTE. — TERRÊTE. — FAM. DES LABIÉES.

C. B. — Tige petite, rampante. Feuilles pétiolées, arrondies, Fleurs violacées, roses ou blanches. Odeur désagréable, forte. Saveur chaude, piquante, amère.

On récolte les sommités fleuries. Cette plante habite les haies, les buissons, et les bois. J'en ai trouvé une grande quantité dans le bois de Vincennes; elle fleurit en avril et en mai. On emploie les feuilles et les fleurs en infusion dans les maladies de poitrine, dans la phthisie, dans les pneumonies anciennnes, dans la gravelle, etc.

LILAS COMMUN. — SYRINGA VULGARIS. — FAM. DES JASMINÉES.

Au printemps, récoltez avec soin les capules vertes du lilas, si commun dans les jardins, séchez-les convenablement, et, d'après les recherches de M. Cruveillier, vous aurez un excellent succédané du quinquina. En infusion ou en décoction, le lilas guérit les fièvres intermittentes ; c'est un tonique et un amer : il est vrai qu'employé par d'autres praticiens, il n'a pas eu les mêmes succès ; il est peu usité.

LIN. — LINUM USITATISSIMUM. — FAM. DES LINACÉES.

Le lin ; connu de tout le monde, fournit une graine, que l'on réduit en farine, et en pâte, pour des cataplasmes émollients. Les graines, en infusion et en décoction, servent aussi à préparer une tisane très-rafraîchissante et employée contre les maladies des voies urinaires.

LISERON DES CHAMPS. — PETIT LISERON. — LISET. — CONVOLVULUS ARVENSIS. — FAM. DES CONVOLVULACÉES.

Chacun a remarqué le liseron, ses jolies clochettes, à bandes roses, si communes dans nos champs, On les a employées comme purgatives, comme vulnéraires, comme anti-goutteuses ; mais elles ne sont plus usitées.

LISERON DES HAIES. — GRAND LISERON. — CONVOLVULUS SEPIUM. — FAM. DES CONVOLVULACÉES.

Cette plante renferme une résine purgative, qui remplace le jalap, la scammonée, et le turbih ; seulement il faut en doubler la dose. Elle est tombée dans un oubli qu'elle ne mérite pas.

M

MANDRAGORE. — ATROPA MANDRAGORA — FAM. DES SOLANÉES.

Cette plante jouit des mêmes propriétés que la Belladone ; on emploie les feuilles en cataplasmes sur les tumeurs cancéreuses ; sa racine, vendue par les sorciers du moyen âge, donnait la fécondité, rendait heureux et faisait trouver de l'argent. Les pommes de Mandragore sont un poison violent. Les anciens médecins faisaient un grand usage de cette plante ; elle est oubliée aujourd'hui.

MARJOLAINE. — ORIGANUM MAJORANA. — FAM. DES LABIÉES.

C'est une plante vivace, d'une saveur chaude et d'une odeur agréable et aromatique. On en fait des bordures dans les jardins. En médecine, on l'emploie en lotions, cataplasmes, bains, fumigations dans toutes les maladies nerveuses, les spasmes, les vertiges, les étourdissements, etc.

On récolte toute la plante et on la fait sécher au soleil.

MARRONNIER D'INDE. — ÆSCULUS HIPPOCASTANUM.— FAM. DES HIPPOCASTANÉES.

L'écorce du marronnier jouit des mêmes propriétés que celle du saule blanc ; c'est un amer et un astringent, fort utile dans les fièvres intermittentes.

On l'administre en poudre ou en décoction, à la dose de 15 à 30 grammes.

MARRUBE BLANC. — MARRUBIUM VULGARE. — FAM. DES LABIÉES.

C. B. — Tige velue, blanchâtre. Feuilles cotonneuses, ovales. Fleurs petites, blanches, verticillées. Parfum analogue à celui du musc. Saveur chaude, âcre et amère.

On récolte les feuilles. Cette plante est fort commune et fleurit tout l'été. On prescrit l'infusion de marrube blanc, à la dose de 1 à 2 pincées pour 1 litre d'eau bouillante, dans les catarrhes pulmonaires, dans la phthysie et les engorgements du foie. On la conseille encore pour provoquer la menstruation chez les jeunes filles.

MARRUBE NOIR. — BALLOTA NIGRA. — FAM. DES LABIÉES.

C'est une plante très-commune au bord des haies, des chemins, et d'une odeur forte et désagréable ; ses fleurs sont rouges et puantes ; ses propriétés sont les mêmes que celles du marrube blanc.

MATRICAIRE. — MATRICARIA PARTHENIUM. FAM. DES CORYMBIFÈRES.

C. B. — Tiges herbacées, pubescentes. Feuilles larges. Fleurs solitaires, radiées ;

celles du centre, jaunes; celles de la circonférence, blanches, d'un goût âcre, amer. Odeur repoussante.

On récolte les sommités fleuries. La matricaire est très-abondante dans les champs cultivés : elle fleurit en été et devient un ornement des jardins, parce que ses fleurs se doublent facilement par la culture. On l'emploie dans le traitement des flueurs blanches, de la suppression des règles, etc.

Sa dose, en poudre, est de 1 à 4 grammes.

En infusion, 4 a 8 grammes.

MAUVE SAUVAGE. — MALVA SYLVESTRIS. — FAM. DES MALVACÉES.

Connue de tout le monde, et habitant toutes les contrées, la mauve est utile par ses racines, par ses feuilles et par ses fleurs. Sa récolte est facile, abondante; sa conservation indéfinie. On l'emploie en infusion dans toutes les maladies inflammatoires.

Il en est de même de la mauve a feuilles rondes, ou petite mauve.

MELILOT. — MÉLILOTUS OFFICINALIS. — FAM. DES LÉGUMINEUSES.

C. B. — Tiges hautes d'un demi-mètre, dressées, rameuses. Feuilles à trois folioles, comme celles du trèfle, dentées. Fleurs jaunes, nombreuses, petites, odorantes. Saveur mucilagineuse, puis un peu amère, et quand elle est sèche, elle prend de l'âcreté.

On trouve le mélilot dans tous les prés, au bord des fossés, des haies ; il est très-commun et fleurit au mois de juin. On l'emploie contre les flueurs blanches, la colique, les vents, le rhumatisme.

En infusion, sa dose est de 15 à 30 grammes.

MÉLISSE. — CITRONNELLE. — MELISSA OFFICINALIS. — FAM. DES LABIÉES.

C. B. — Tige haute d'un demi-mètre, rameuse, carrée. Feuilles ovales, un peu luisantes. Fleurs blanches. Saveur astringente et odeur suave.

On récolte les feuilles un peu avant la floraison, et leur parfum augmente par la dessiccation. La mélisse croît dans les lieux incultes, secs, le long des haies ; on la cultive dans les jardins, et elle a été vantée pour guérir l'hypocondrie, la tristesse. On conseille son infusion, le matin à jeun, en guise de thé, aux vieillards gros, apathiques, pour éviter l'apoplexie ; elle est surtout recommandée pour exciter l'écoulement des règles.

En infusion, la dose est de 1 à 2 pincées pour 1 litre d'eau bouillante.

MELON. — CUCUMIS MELO. — FAM. DES CUCURBITACÉES.

Les graines de melon séchées et conservées, font une tisane calmante, froide et rafraîchissante, dans les maladies de la vessie. Leur récolte est facile.

MENTHE POIVRÉE. — MENTHA PIPERITA. — FAM. DES LABIÉES.

C. B. — Tiges rameuses, carrées. Feuilles ovales, dentées. Fleurs violacées, en épi court au sommet des rameaux. Odeur suave, excitante. Saveur piquante, suivie d'un sentiment de fraîcheur dans la bouche.

On récolte toutes les parties de cette plante, qui nous vient d'Angleterre et que l'on cultive dans les jardins : elle a des vertus excitantes, utiles dans les maux d'estomac, les coliques venteuses, les vomissements nerveux, les douleurs névralgiques.

On la prescrit à la dose de 1 à 2 pincées dans un litre d'eau, en infusion, et en poudre, à la dose de 4 à 8 grammes.

Les autres variétés de menthe, la menthe crépue ou frisée, la menthe Pouliot, la menthe ronde, simple, ont les mêmes usages, et doivent être récoltées.

MENTHE-COQ. — *Voyez* BALSAMITE ODORANTE.

MÉNYANTHE. — TRÈFLE D'EAU. — MENYANTHUS TRIFOLIATA. — FAM. DES GENTIANÉES.

C. B. — Tiges houpontales, articulées, courtes. Feuilles composées de trois petites feuilles, comme celle du trèfle ordinaire. Fleurs blanches, un peu rosées, en épi. Odeur faible. Saveur désagréable.

On récolte la tige et les feuilles seulement. Cette plante habite le bord des étangs, les prairies aquatiques, et fleurit en mai et en avril. Autour de Paris, on la trouve en grande quantité. Elle guérit le scorbut, le rhumatisme, la goutte, et provoque l'écoulement des règles, quand il y a faiblesse des organes et appauvrissement du sang.

On l'administre à la dose de 1 à 4 grammes en poudre, et à la dose de 30 grammes pour les infusions et décoctions.

MERCURIALE. — FOIROLE. — MERCURIALIS ANNUA. — FAM. DES EUPHORBIACÉES.

C. B. — Tiges glabres, dressées, hautes

de 30 centimètres. Feuilles opposées, ovales, à dents de scie. Fleurs de couleur verte, en épis.

On récolte les feuilles et les sommités fleuries. C'est une plante annuelle, qui croît partout, dans les lieux cultivés. Zwinger en a composé un *sirop de longue vie*, tant il lui prêtait de propriétés merveilleuses. Aujourd'hui, on s'en sert comme cataplasmes, appliqués à l'extérieur ; et comme l'eau lui enlève une partie de ses propriétés purgatives, cette plante est peu usitée aujourd'hui.

Sa dose, en poudre, est de 1 à 4 grammes.

MILLEFEUILLE. — HERBE AU CHARPENTIER. — ACHILLEA MILLEFOLIUM. — FAM. DES SYNANTHÉRÉES.

La millefeuille est une plante très-commune dans les lieux incultes ; elle fleurit en été. Elle a une odeur forte, une saveur astringente et aromatique. Autrefois on l'employait dans les plaies et coupures, dans les hémorrhagies, dans les flueurs blanches. On récolte toute la plante.

MILLEPERTUIS — HYPERICUM PERFORATUM. — FAM. DES HYPÉRICÉES.

C. B. — Tiges glabres, carrées, ponctuées de noir ainsi que toute la plante. Feuilles lancéolées, ovales, ayant des points nombreux, transparents. Fleurs d'un beau jaune, en panicule. Capsule à trois valves dans le fruit. Odeur forte, balsamique, résineuse quand on l'écrase. Saveur amère, styptique, un peu salée.

On récolte les sommités fleuries, qui l'épanouissent au mois de juin ou juillet. Le millepertuis a une réputation de sortilége : cette plante, nommée *chasse-diable* était propre à conjurer les démons ; on l'employait donc dans les maladies mentales, la manie, la folie. On l'a célébrée aussi pour ses qualités vulnéraires ; elle guérissait les coupures, les plaies, etc. Mais, ce qu'il y a de vrai, c'est que sa propriété amère et astringente, la rend utile, selon Thomas Bartholin, Camérarius et autres médecins célèbres, pour guérir la fièvre de marais, la dyssenterie, la pierre, la gravelle, etc.

Le millepertuis est très-commun dans les lieux découverts des bois, dans les endroits couverts d'herbes, et s'élève à environ 1 mètre de hauteur.

La dose est de 8 à 16 grammes pour 1 litre d'eau en infusion.

MORELLE NOIRE. — SOLANUM NIGRUM. — FAM. DES SOLANÉES.

C. B. — Tiges rameuses. Feuilles ovales, marquées de grosses dents. Fleurs blanches, en petit parasol. Fruits noirs, quand ils sont murs, et gros comme des pois.

On récolte les feuilles que l'on emploie en cataplasmes, sur les panaris, les abcès, l'érésypèle, les maladies de la peau, et qui croît partout, dans les terrains cultivés, dans les haies, les buissons ; elle fleurit tout l'été, et est peu usitée à l'intérieur.

MOUSSE DE CORSE. — FUCUS HELMINTHOCORTOS. — FAM. DES ALGUES.

Cette mousse ne se trouve que sur les côtes de la Méditerranée et sur celles de la Corse. On l'emploie en infusion, coupée avec du lait, pour détruire les vers lombrics.

MOUTARDE NOIRE. — SINAPIS NIGRA. — FAM. DES CRUCIFÈRES.

Connue de tout le monde, cultivée en grand dans le nord de la France, cette plante produit des graines noires, petites, qui, écrasées ou pilées, servent à faire des sinapismes.

MOUTARDE BLANCHE. — SINAPIS ALBA. — FAM. DES CRUCIFÈRES.

Les graines de moutarde blanche ont été vantées comme stomachiques, et utiles dans les maladies de l'estomac.

La culture de ces deux plantes est facile, et la récolte de leurs graines abondante.

MURES. — FRUITS. — DUNRUS MOIGRA. — FAM. DES URTICÉES.

Tout le monde connaît le sirop et les gelées de mûres, si utiles dans les maux de gorge et les aphthes de la bouche.

MYRTE COMMUN. — MYRTUS COMMUNIS. — FAM. DES MYRTICÉES.

L'écorce du myrte était autrefois prescrite contre les flueurs blanches et les diarrhées séreuses ; aujourd'hui son usage est abandonné.

N

NARCISSE DES PRÉS. — PORILLON. — AIAULT-NARCISSUS, PSEUDO-NARCISSUS. — FAM. DES NARCISSÉES.

Chacun de nous, au printemps, a admiré, dans nos prés, les belles fleurs jaunes du narcisse ; en médecine, on fait sécher ces fleurs, on les réduit en poudre, et on en donne de 2 à 4 grammes pour calmer les convulsions, l'épileptie, et couper les accès de fièvre intermittente.

NERPRUN ou BOURGUÉPINE. — RHAMNUS CATHARTICUS. — FAM. DES RHAMNÉES.

C'est un arbrisseau, très-commun dans les bois et dans les haies ; il produit une baie ou un fruit noir, en forme de petite prune, avec lequel on prépare un sirop purgatif, très-utile dans les hydropisies. Les paysans des Vosges se purgent avec 25 ou 30 de ces fruits desséchés, qu'ils mêlent le matin à leur soupe. C'est un purgatif très-simple et très-utile dans la médecine des pauvres.

NOYER. — JUGLANS REGIA. — FAM. DES TÉRÉBANTHACÉES.

Cet arbre, originaire de Perse, est un des plus beaux de notre pays, et de ceux qui donnent le plus d'ombrage.

Les feuilles du noyer ont un arome très-prononcé, et sont employées en infusion contre la jaunisse, et en décoction, sous forme d'injection, contre les flueurs blanches.

Le brou de noix, ou écorce verte du fruit, est utile contre les vers, les accidents syphilitiques, les vieux ulcères, etc.

On peut en faire une abondante récolte chaque année : c'est un bon médicament.

O

ŒILLET ROUGE. — DYANTHUS CARYOPHILLUS. — FAM. DES CARYOPHILLÉES.

Introduite en France par le bon roi René, cette belle fleur fait l'ornement de nos jardins, et sert en médecine à guérir les fièvres malignes, pestilentielles, typhoïdes ; on récolte les pétales de l'œillet rouge, que l'on nomme encore *œillet à ratafiat*, œillet à bouquet, et elles servent à préparer une infusion, à la dose de 8 à 12 grammes, qui provoque la transpiration.

OLIVIER. — OLEA EUROPÆA. — FAM. DES JASMINÉES.

Cet arbre, très-commun en Afrique, en Provence, produit un fruit, l'*olive*, très-estimé sur nos tables, et dont on extrait une huile excellente. Son *écorce* est employée pour guérir la fièvre intermittente ; on la réduit en poudre, et mieux, on en prépare un extrait, à la dose de 2 à 4 grammes.

ORANGER. — CITRUS AURANTIUM. — FAM DES AURANTIACÉES.

L'*écorce* de l'orange doit être séchée et conservée ; on en prépare une tisane amère et tonique, utile contre les diarrhées anciennes.

Les *fleurs*, séchées, servent à calmer les migraines, les vomissements nerveux, les spasmes et les affections hystériques.

Les *feuilles* ont, en infusion ou réduites en poudre, obtenu quelque succès contre l'épilepsie : c'est un bon tonique.

Les *fruits*, tombés avant leur maturité,

les *orangettes*, sont très-âpres et très-amères ; elles ont les mêmes vertus que les feuilles.

Comme on le voit, l'oranger est une plante précieuse et l'ornement des jardins.

ORGE. — HORDEUM VULGARE. — FAM. DES GRAMINÉES.

Tout le monde connaît l'usage de l'orge ordinaire et de l'orge mondé ou perlé dans les affections de poitrine et les inflammations intestinales.

ORIGAN COMMUN. — ORIGANUM VULGARE. — FAM. DES LABIÉES.

C. B. — Tiges rameuses, dressées, pubescentes ; feuilles ovales, arrondies ; fleurs d'un rouge vineux ; odeur aromatique ; saveur âcre et amère.

On récolte les sommités fleuries. Cette plante habite les bois montueux, secs, les haies et les fossés des lieux arides ; elle fleurit à la fin de l'été et à l'automne ; on la conseille dans les catharres muqueux, les engorgements froids, l'atonie des viscères.

En infusion, la dose est de 4 à 16 grammes.

ORPIN. — REPRISE. — SEDUM TELEPHIUM. — FAM. DES JOUBARBES.

Cette plante, aux feuilles blanches ou rougeâtres, aux larges feuilles, se trouve sur les coteaux, dans les bois secs et élevés ; on récolte les feuilles et les fleurs, un peu avant la floraison complète, qui a lieu au printemps. Les feuilles fraîches, appliquées sur les plaies, en favorisent, dit-on, la cicatrisation ; sur les cors, les font tomber, et sur les brûlures, en calment les douleurs.

On en conseille le suc, étendu d'eau, contre les hémorrhagies de la poitrine, le crachement de sang, la dyssenterie.

ORTIE. — URTICA UREUS. — FAM. DES URTICÉES.

Sa tige, à l'état frais, sert à déterminer sur la peau une irritation utile, quand il faut rappeler la chaleur et le sang aux extrémités. On a conseillé l'urtication dans la période algide du choléra, pour amener la réaction.

ORTIE (GRANDE). — URTICA DIOÏCA. — (Même Famille.)

Les graines de cette ortie, en infusion, sont employées dans les maladies des voies urinaires.

OSEILLE. — RUMEX ACETOSA. — FAM. DES POLYGONÉES.

Les feuilles de l'oseille sont employées pour préparer des bouillons rafraîchissants et aider l'action des purgatifs. On en fait aussi des cataplasmes maturatifs. C'est un bon aliment ; pourtant son usage, longtemps continué, peut donner lieu à la pierre, à la gravelle.

On récolte aussi la racine, qui est diurétique et amère : elle est peu employée.

P

PAQUERETTE. — PETITE MARGUERITE, — ELLIS PERENNIS. — FAM. DES RADIÉES.

La pâquerette, ce gracieux et premier ornement de nos prairies au printemps, qui fleurit sur tous les gazons et pendant tout l'été, a joui d'une grande réputation contre la phthisie pulmonaire, la goutte, les scrofules, l'hydropisie ; on prétend que c'est un bon vulnéraire.

Mais aujourd'hui, elle est tombée dans l'oubli. Pourtant c'est une fleur qui a une saveur amère, et peut être, en infusion, utilisée comme légèrement tonique, dans les diarrhées des enfants, etc.

PARIÉTAIRE. — PERIETARIA OFFICINALIS. — FAM. DES URTICÉES.

C. B. — Tige ronde, rougeâtre et velue ; feuilles ovales, couvertes de poils fins ; fleurs petites, axillaires. Odeur nulle, saveur un peu salée.

On récolte toute la plante ; on la trouve

sur les vieux murs, dans les décombres, et on l'emploie, en infusion, pour exciter la sécrétion de l'urine, à cause du nitre qu'elle renferme ; elle est aussi très-rafraîchissante, et adoucit les douleurs dans les maladies de la vessie.

On la prescrit à la dose de 1 à 2 pincées par litre d'eau.

PASSERAGE. — GRANDE PASSERAGE. — LAPIDIUM LATIFOLIUM. — FAM. DES CRUCIFÈRES.

Comme son nom l'indique, cette grande plante, dont les racines et les feuilles ont une saveur âcre, poivrée, a été employée contre la rage ; mais elle a été justement abandonnée ; elle n'est plus conseillée que dans le scorbut et les maladies par faiblesse des organes.

PASSE-ROSE. — Voyez GUIMAUVE.

PETITE PASSERAGE. — LEPIDIUM IBERIS. — (Même Famille.)

Cette espèce, que l'on trouve le long des

chemins, dissout, dans la vessie, les pierres et les petits graviers. Galien la préconise contre la sciatique. Elle est peu usitée.

PATIENCE. — RUMEX PATIENTIA. — FAM. DES POLYGANÉES.

C. B. — Tige ronde, cannelée, haute de 1 mètre et 1[2; feuilles allongées; fleurs verdâtres, en panicules; racine longue, fibreuse, sans odeur, et d'une saveur amère.

On récolte la racine. C'est une plante vivace, qui habite les lieux humides, les pâturages des montagnes; on la cultive dans les jardins, et elle fleurit en été. Sa décoction est communément employée contre les maladies de la peau.

PAVOT. — PAPAVER SOMNIFERUM. — FAM. DES PAPAVÉRACÉES.

Le pavot blanc ou coloré est connu de tout le monde; il faut récolter l'enveloppe des graines, ou *tête de pavot*; il ne faut pas attendre leur maturité complète; on les coupe quand elles sont vertes et remplies de sucs. Ces têtes de pavot, séchées, sont employées, en décoction, en lavement pour calmer les douleurs. C'est l'opium du pauvre.

PENSÉE SAUVAGE. — Voyez VIOLA ARVENSIS.

PERSIL. — APIUM PETROSILIUM. — FAM. DES OMBELLIFÈRES.

La racine du persil a la propriété d'exciter la sécrétion de l'urine ; on peut en faire la récolte. Les graines de persil sont émollientes et peu usitées.

PERVENCHE. — VINCA MAJOR. — FAM. DES APOCYNÉES.

Cette jolie fleur printanière est astringente, et employée pour préparer des collyres dans les maladies des yeux.

PETIT-HOUX. — Voyez FRAGON.

PIED D'ALOUETTE DES CHAMPS. — FLEURS D'AMOUR. — DAUPHINELLE. — DELPHINIUM CONSOLIDA. — FAM. DES RENONCULACÉES.

Ce gracieux ornement de nos moissons se fait remarquer par sa tige rameuse et ses fleurs d'un bleu agréable ; ces fleurs, au dire d'Ambroise Paré, ont de grandes vertus vulnéraires ; d'autres médecins en font usage dans les maladies des yeux. On la conseille pour exciter la sécrétion de l'urine ; enfin, elle guérit ou du moins soulage les asthmatiques.

Sa dose est de 1 à 2 pincées en infusion.

PIED D'ALOUETTE DE JARDIN. — DELPHINIUM AFACIS. — (Même famille, mêmes usages.)

PIED DE CHAT. — GNAPHALIUM DIOÏCUM. — FAM. DES CORYMBIFÈRES.

C. B. — Tiges, longues comme le doigt, blanches, laineuses ; feuilles écartées, couvertes d'un duvet blanc. Fleurs d'un rouge blanchâtre, sans odeur ni saveur.

Cette petite plante vivace, habite les pelouses sèches des montagnes, et fait partie des espèces pectorales. On récolte les sommités fleuries, avec lesquelles on prépare une infusion dans les rhumes, les catarrhes, les crachements de sang.

La dose est d'une petite poignée par litre d'eau.

PIED DE LION. — Voyez ALCHEMILLE.

PIGAMON. — RHUBARBE DES PAUVRES. — FAUSSE RHUBARBE. — RHUE DES PRÉS. — THALICTRUM FLAVUM. — FAM. DES RENONCULACÉES.

Les racines de cette plante sont jaunes, rampantes, sans odeur, remplies d'un suc jaunâtre, et leur saveur est douce, légèrement amère.

On récolte la racine et les feuilles de cette plante qui se trouve dans les prés humides le long des ruisseaux; leur poudre purge comme celle de la rhubarbe, et peut s'employer, toutes les fois qu'il est utile d'évacuer la bile et les autres liquides de l'intestin. En Russie, elle est conseillée contre la rage ; en France, à Rochefort, on l'a essayée avec succès contre la fièvre intermittente. Elle n'est pas usitée et peut-être à tort.

PISSENLIT. — LEONTODON TARAXACUM. — FAM. DES CHICORACÉES.

On emploie la racine et les feuilles du pissenlit, plante herbacée commune dans nos prés, à combattre les maladies chroniques du foie, la jaunisse, l'hydropisie et les dartres. On la prescrit à la dose de 15 à 60 grammes, en décoction.

PIVOINE. — PÆONIA OFFICINALIS. — FAM. DES RENONCULACÉES.

La racine de la Pivoine était jadis employée contre l'épilepsie; on la prescrivait, en poudre, à la dose de 2 à 4 grammes. Avec les fleurs on prépare aussi une eau distillée, qui calme les spasmes, les convulsions, etc.; elle est peu usitée.

PLANTAIN. — PLANTAGO MAJOR. — FAM. DES PLANTAGINÉES.

Cette herbe, bien connue et commune dans nos prés, sert à faire une eau, vantée contre les ophtalmies légères ; elle est peu usitée.

POIREAU. — ALLIUM PORRUM. — FAM. DES LILIACÉES.

Avec cette plante potagère, on prépare des cataplasmes émollients, que l'on applique sur les abcès, les dépôts de lait et autres maladies inflammatoires.

POMME ÉPINEUSE. — STRMONIUM. — DATURA STRAMONIUM. — FAM. DES SOLANÉES.

C. B. — Tige haute de 1 mètre, ronde, verte ; feuilles grandes, ovales ; fleurs blanches, solitaires, très-grandes ; fruit hérissé de piquants, et gros comme une petite pomme. Odeur désagréable, saveur amère et âcre.

On récolte toute la plante au moment de la floraison ; on la trouve dans les lieux incultes, et elle fleurit en juin ; son action est semblable à celle de la Belladone ; à une dose un peu élevée, elle donne le vertige, des hallucinations, des convulsions, ôte la vue et la mémoire pendant cinq à six heures. C'est en faisant respirer les vapeurs de cette plante incinérée, que les sorciers du moyen âge montraient l'avenir à leurs clients et faisaient croire à leur puissance surnaturelle. On en fabrique aujourd'hui des cigarettes, dont la fumée calme la toux des asthmatiques. Le docteur Valérius (de Gand) a imaginé récemment un petit appareil, au moyen duquel on fait brûler une feuille ou deux sous le nez du malade, au moment de l'accès d'asthme. Les succès obtenus sont merveilleux.

On ne saurait trop recommander la culture de cette plante, que l'on emploie en cataplasmes, en lotions, en fumigations.

POMME REINETTE. — PYRUS MALUS. — FAM. DES ROSACÉES.

Cette pomme, bouillie dans l'eau, sucrée convenablement, donne une tisane excellente dans les fièvres cérébrales, les inflammations des intestins, etc.

PEUPLIER. — POPULUS NIGRA. — FAM. DES SALICINÉES.

En brûlant les branches du peuplier blanc, privées de leur écorce, on prépare ce que tout le monde connaît sous le nom de Fusain. En porphyrisant ce Fusain, on obtient une poudre de charbons, très-vantée dans les gastralgies, vapeurs, flatuosités, coliques venteuses, etc.

Q

QUINTE-FEUILLE. — POTENTILLA REPTANS. — FAM. DES ROSACÉES.

C. B.—Tiges rampantes, longues, minces; feuilles à cinq folioles, ovales, dentées ; fleurs jaunes, solitaires, portées sur de longs pédoncules; racines, grosses comme un tuyau de plume, rouge brun en dehors, blanches en dedans.

On récolte la racine ; cette plante, commune en France, habite le long des haies, des fossés, des chemins, et fleurit en été. Hippocrate l'employait déjà contre les fièvres intermittentes ; le docteur Chomel la préconise contre les diarrhées et les dyssenteries.

La dose est de 15 à 30 grammes dans 1 litre d'eau.

R

RAIFORT SAUVAGE. — COLCHLEARIA ARMORICA. — FAM. DES CRUCIFÈRES.

C. B. — Tige du raifort, haute d'un mètre, glabre; feuilles grandes, étroites, en forme de lance; fleurs blanches, petites; racines rondes, longues, grosses comme le bras, blanches en dedans, jaunes en dehors. Odeur faible, à moins de l'écraser ; saveur piquante, amère, âcre.

On trouve cette plante, surtout en Bretagne, au bord des ruisseaux et on la cultive dans les jardins : on ne fait usage que de sa racine fraîche contre le scorbut, les catarrhes anciens, les scrofules, les rhumatismes, les hydropisies, les dartres ancienne.

On la prend en infusion, à la dose de 1 à 30 grammes pour 1 litre d'eau.

RAISIN D'OURS. — *Voyez* BUSSEROLE.

RAISINS SECS.

Avec ces fruits séchés de la vigne, on prépare une tisane émolliente, employée dans les affections inflammatoires de la poitrine.

RÉGLISSE. — GLICYRRHIZA GLABRA. — FAM. DES LÉGUMINEUSES.

Cet arbuste habite le midi de la France et l'Espagne : on le cultive dans les jardins. On ne fait usage que de la racine pour sucrer les tisanes. C'est le sucre du pauvre.

RHUBARBE INDIGÈNE. — RHEUM PALMATUM. — FAM. DES POLYGONÉES.

On cultive cette plante dans le Morbihan ; elle est originaire de la Tartarie et de la Chine.

La poudre de la racine de la Rhubarbe est tonique à petites doses, et purgative à hautes doses. On la prescrit dans les diarrhées rebelles, dans la perte d'appétit, dans les faiblesses d'estomac. C'est un médicament très-usité.

ROMARIN. — ROMARINUS OFFICINALIS. — FAM. DES LABIÉES.

C. B. — Tige haute de 2 mètres ; feuilles étroites, allongées ; fleurs d'un bleu pâle, et épis ; corolles à tube renflé.

On récolte les sommités fleuries. Cet arbuste, toujours vert, est commun dans le midi de la France, et peut être cultivé dans les jardins, à cause de ses vertus excitantes et stomachiques ; l'infusion de Romarin aide les digestions laborieuses, guérit les pâles couleurs, excite l'apparition des règles chez les jeunes filles ; on le donne en poudre et en infusion.

RONCE COMMUNE. — RUBUS FRUTICOSUS. FAM. DES ROSACÉES.

Les feuilles de la Ronce, qui garnit toutes les haies, sont un peu astringentes, et sont estimées en gargarismes, ou en sirop, dans les angines chroniques, les maux de gorge. On peut en faire une abondante récolte.

ROSE DE PROVINS. — ROSE ROUGE. — ROSA GALLICA. — FAM. DES ROSACÉES.

Le Rosier est connu de tout le monde et, sans contredit, c'est le plus riche ornement de nos jardins ; il suffit d'avoir plusieurs pieds de Roses de Provins pour faire chaque année une ample provision, de pétales ; on les récolte, on les sèche un peu avant leur épanouissement complet. L'infusion des Roses de Provins, à la dose de 2 à 4 pincées, est tonique, astringente et fort avantageuse dans les hémorrhagies, les écoulements blancs, les diarrhées anciennes.

ROSE PALE. — ROSA CENTIFOLIA. — FAM. DES ROSACÉES.

Les pétales de cette variété commune et cultivée dans tous les jardins, sont légèrement purgatifs ; on en prépare un sirop, que l'on donne aux enfants à la dose de 8 à 30 grammes. Mêlés avec de l'axonge ou de la moelle de bœuf, ils forment la base de l'onguent rosat, employé contre les gerçures des lèvres et du mamelon. On en fait encore l'eau de roses pour les ophtalmies.

Une récolte abondante de feuilles de roses est une chose utile.

ROSE TRÉMIÈRE. — *Voyez* GUIMAUVE.

ROSEAU A BALAIS. — ARUNDO PHRAGMITES. — FAM. DES GRAMINÉES.

Cette plante a des vertus sudorifiques ; elle provoque la sécrétion de l'urine, et diminue la quantité de lait chez les nouvelles accouchees : on l'a vantée aussi contre les maladies syphilitiques. Elle est peu usitée.

RUE ODORANTE. — RUTA GRAVEOLENS. — FAM. DES RUTACÉES.

Cette plante ne croît que dans le midi de la France, et elle a une action spéciale sur l'utérus, qu'elle irrite et congestionne fortement. Elle provoque les règles supprimées.

S

SALSEPAREILLE D'ALLEMAGNE. — *Voyez* LAICHE DES SABLES.

SAPONAIRE. — SAVONIÈRE. — SAPONERIA OFFICINALIS. — FAM. DES CARIOPHYLLÉES.

C. B. —Tiges rondes, noueuses ; feuilles ovales et glabres ; fleurs d'un rose pâle, en panicule ; racines noueuses, inodores ; saveur amère et âcre.

On récolte sa racine et les sommités fleuries. C'est une plante de nos climats, qui habite les champs cultivés, le bord des buissons, des fossés ; elle fleurit en juin. La saponaire est un bon médicament, que l'on prescrit journellement en infusion dans les maladies de la peau, la gale, les syphilides ; elle provoque la sueur, quand on prend sa décoction chaude.

SARRIETTE. — SATUREIA HORTENSIS. — FAM. DES LABIÉES.

Les tiges sont herbacées ; les feuilles en forme de lance ; les fleurs au nombre de deux sur chaque pédoncule. On la cultive dans les jardins, et l'on en fait des bordures. Infusée dans du vin, elle est recommandée dans le catharre muqueux, dans l'atshme. On en fait peu d'usage.

SAUGE. — SALVIA OFFICINALIS. — FAM. DES LABIÉES.

L'école de Salerne a dit :

« Cur moriatur homo cui salvia crescit « in horto ? »

« L'homme qui cultive la sauge dans

« son jardin, a un remède contre la « mort. »

Pour les Latins, la sauge était l'herbe sacrée ; ils l'employaient contre tous les maux. Sans partager cette confiance, on peut recommander la culture et la récolte de la sauge, qui ne se trouve à l'état sauvage que dans le Midi ; mais on peut en faire des bordures dans les jardins.

On récolte les sommités fleuries.

L'odeur de la sauge est aromatique forte ; sa saveur est chaude, piquante, un peu amère, comme celle de la menthe. L'infusion de ses fleurs est stimulante, tonique ; on la prescrit à la fin des catharres, dans les mauvaises digestions, les diarrhées anciennes, les vomissements nerveux ; on en fait des gargarismes dans les maux de gorge.

La dose en poudre, est de 0,5 à 0,6 décigrammes.

En infusion, de 8 à 12 grammes.

La sauge des prés (salvia pratensis), la sclarée (salvia sclarea), de la même famille, sont des espèces à récolter.

SAULE BLANC. — SALIX ALBA. — FAM. DES SALICINÉES.

On récolte l'*écorce* du saule, parce que, desséchée, réduite en poudre ou en décoction, elle agit comme l'écorce du quinquina; elle guérit les fièvres de marais, arrête les hémorrhagies, les écoulements blancs, etc.

En poudre, 4 à 16 grammes.
En décoction, 8 à 30 grammes.

SCILLE. — SQUILLE. — SCILLA MARITIMA. FAM. DES LILIACÉES.

La scille est un bulbe ou oignon, gros comme le poing, formé d'écailles brunes en dehors, d'un blanc rose à l'intérieur; ses fruits sont d'un vert foncé, et ses fleurs sont blanches, en épi, au sommet d'un long pédoncule.

On trouve cette plante au bord de la mer; elle est très-commune dans le Midi et en Algérie, où elle présente des bulbes énormes. On ne récolte que les oignons, qui sont utiles contre les hydropisies, les vieux catharres, les toux anciennes, et la phthisie.

En poudre, sa dose est de 5 centigrammes jusqu'à 5 décigrammes. En fomentations chaudes et souvent renouvelées, sur les membres et le ventre d'un Arabe mourant d'hydropisie, j'ai vu la décoction de bulbes de scille opérer une guérison miraculeuse.

SCLARÉE. — ORVALE. — TOUTE BONNE. — SALVIA SCLAREA. — FAM. DES LABIÉES.

Les tiges de la sclarée sont rameuses ; ses feuilles sont en cœur, velues, grandes; ses fleurs en épi, avec des bractées colorées ; son odeur est très-agréable et donne le parfum d'ananas aux gelées de fruits où on l'ajoute. On la prescrit à la même dose et dans les mêmes cas que la sauge officinale.

SCOLOPENDRE. — LANGUE DE CERF. — SCOLOPENDRIUM OFFICINARUM. — FAM. DES FOUGÈRES.

Cette plante habite les rochers, les

murs humides, les puits. On récolte les feuilles, qui sont longues de 4 à 8 pouces, pointues, plissées, marquées en dessous de lignes parallèles, qui sont les organes de la fructification. Sèches, elles sont un peu aromatiques. On les conseille dans les maladies de poitrine, des voies urinaires, dans la gravelle. On la prescrit à la dose de 2 à 3 pincées pour un litre d'eau. C'est un médicament peu usité.

SCORDIUM.. — TEUCRIUM SCORDIUM. — FAM. DES LABIÉES.

C. B. — Tiges blanches, couchées d'abord, puis redressées ; feuilles ovales, dentées ; fleurs bleues, parfois rouges ; odeur forte, ressemblant à celle de l'ail ; saveur chaude et amère.

On récolte les feuilles et les fleurs. Galien assure que cette plante s'oppose à la putréfaction des cadavres ; on la prescrit pour préserver de la peste, des fièvres malignes, du typhus, des maladies épidémiques et contagieuses, du choléra.

En poudre, on la donne de 4 à 8 grammes.

En infusion, la dose est d'une petite poignée pour 1 litre d'eau.

SEDON. — VERMICULAIRE BRULANTE. — POIVRE DE MURAILLE. — PETITE JOUBARBE. — SEDUM ACRE. — FAM. DES JOUBARBES.

C. B. — Tiges faibles, épaisses en gazon ; feuilles petites, charnues, ovoïdes ; saveur chaude, poivrée, caustique ; odeur nulle ; fleurs jaunes, en petit bouquet au haut des tiges.

On récolte toute la plante, que l'on trouve sur les vieux murs, dans les terrains rocailleux, et qui fleurit en juin et juillet.

On l'emploie contre les fièvres intermittentes, en faisant bouillir une poignée de ses feuilles dans un litre de bière, et buvant par tasses une heure avant l'accès, contre le scorbut, en en gargarisant les ulcères de la bouche.

Séchée au four et pulvérisée, cette plante est administrée contre l'épilepsie, à la dose de 0,50 centigrammes, mêlés à une quantité égale de sucre en poudre, et pendant plusieurs mois.

On l'utilise à l'extérieur pour guérir les vieux ulcères, le cancer, les plaies gangréneuses.

SEIGLE ERGOTÉ.

C'est une sorte d'excroissance, de fungus, qui se développe sur la fleur du seigle. C'est un champignon parasite, dit M. de Candolle, qui, mêlé à la farine de seigle et au pain, donne lieu à des empoisonnements mortels, ou à la gangrène des membres.

En médecine, on l'emploie pour hâter l'accouchement et réveiller l'énergie de l'utérus. Ou peut en récolter dans le seigle au moment des moissons.

SENEÇON. — SENECIO VULGARIS. — FAM. DES COMPOSÉES.

C. B. — Tiges tendres, creuses ; feuilles en forme de barbe de plume ; fleurs jaunes, pendantes, isolées ; sans odeur, d'une nature acide et d'une saveur fade.

On récolte les tiges et les feuilles. Cette plante très-vulgaire habite le pied des murs, les champs cultivés ; mais on l'emploie surtout fraîche, parce que le suc exprimé calme les convulsions, les attaques d'hystérie, et la plupart des maladies nerveuses. On la conseille encore en cataplasmes sur les abcès, contre les hémorrhoïdes, les tumeurs au sein, etc. ; en gargarisme, contre les angines. Séchée, la plante perd une partie de ses propriétés ; mais comme on peut se la procurer fraîche toute l'année, elle devient une ressource pour le médecin de campagne.

SENEÇON ÉLÉGANT. — SENECIO ELEGANS.

On cultive cette plante dans les jardins pour ses charmantes fleurs rouges ; sa tige et ses feuilles peuvent être aussi utiles que celles du Seneçon vulgaire.

SERPOLET. — THYMUS SERPILLUM. — FAM. DES LABIÉES.

Cette jolie fleur, odoriférante, connue

de tout le monde, a la vertu de provoquer la sueur, d'être excitante, de faciliter les digestions pénibles, etc.; elle est facile à récolter et à conserver.

SOUCI OFFICINAL. — CALENDULA OFFICINALIS. — FAM. DES SYNANTHÉRÉES.

Les tiges du Souci sont velues, ainsi que ses feuilles et ses fleurs d'un très-beau jaune orangé; son odeur est désagréable et sa saveur amère.

On l'emploie pour provoquer l'écoulement des règles; mais elle n'a de vertu que lorsque la fleur est fraîche et infusée, elle est peu usitée.

Le Souci des champs est dans le même cas.

STŒCHAS. — LAVANDULA STŒCHAS. — FAM. DES LABIÉES

Cette Lavande, comme les espèces qui s'en rapprochent, ne se trouve que dans le midi de la France; mais on la cultive dans nos jardins, à cause de son parfum, qui est plus agréable que celui de la Lavande officinale; elle a, du reste, les mêmes propriétés. (*Voyez* LAVANDE.)

STRAMONIUM. — *Voyez* POMME ÉPINEUSE.

SISYMBRE OFFICINAL. — *Voyez* HERBE AUX CHANTRES.

SUREAU. — SAMBACUS NIGRA — FAM. DES CAPRIFOLIÉES.

Cet arbre se rencontre dans toutes les haies de France, autour des villages; j'en ai récolté aux environs du camp de Wimereux, près Boulogne; on le cultive dans beaucoup de jardins. Les fleurs de sureau sont sudorifiques et utiles dans le rhumathisme, la goutte, les névralgies, et toutes les fois que la transpiration a été brusquement supprimée, dans les rhumes, bronchites, pleurésies.

C'est un précieux médicament; je recommande la récolte des fleurs de sureau.

T

TABAC. — TICOTIANA TABACUM. — FAM. DES SOLANÉES.

La plante, qui fournit le tabac, nous vient d'Amérique, et s'est naturalisée en France. En médecine, on conseille les lavements de tabac dans l'asphyxie, les hernies étranglées, et pour détruire les vers; en frictions, en lavages, on l'utilise contre la gale, la teigne, etc.

TAN. — POUDRE D'ÉCORCE DE CHÊNE. — *Voyez* CHÊNE.

TANAISIE.

C'est une plante indigène, d'une odeur désagréable, employée contre les vers, et peu usitée de nos jours.

TÊTES DE PAVOT. — *Voyez* PAVOT.

THYM. — THYMUS VULGARIS. — FAM. DES LABIÉES.

Cette petite plante, généralement connue et cultivée pour son agréable parfum et par son utilité en cuisine, est excitante, provoque la sueur et facilite les digestions. On l'administre, en infusion, à la dose de 1 à 2 pincées par litre d'eau.

THYM CALAMENT. — THYMUS CALAMINTHA. — FAM. DES LACIÉES.

Cette plante a le parfum et les mêmes propriétés que la mélisse. (*Voyez* MÉLISSE.)

TRIQUE-MADAME. — SEDUM ALBUM. — FAM. DES JOUBARBES.

Cette petite plante, que l'on reconnaît à ses fleurs blanches, habite les lieux secs et arides des bois. Elle est adoucissante et convient dans les maladies inflammatoires.

TILLEUL. — TILIA EUROPOEA. — FAM. DES TILIACÉES.

Le Tilleul est un des plus beaux arbres de nos contrées; il produit des fleurs qui, récoltées et séchées, sont d'une immense utilité en médecine; elles sont antispasmodiques et provoquent la transpiration; on les emploie dans presque toutes les maladies.

On récolte les sommités fleuries et on les administre, en infusion, à la dose de 1 à 2 pincées pour 1 litre d'eau.

TORMENTILLE. — TORMENTILLA ERCETA. — FAM. DES ROSACÉES.

C. B. — Tige étalée, herbacée, feuilles pincées; fleurs jaunes, petites, solitaires; racine noueuse, tuberculeuse, brune à l'extérieur, rouge à l'intérieur, d'une saveur amère, astringente et d'une odeur faiblement aromatique.

On récolte la racine, que l'on emploie, comme le cachou, contre les diarrhées séreuses, les dyssenteries, les écoulements blancs, etc.; elle est peu usitée.

TRÈFLE D'EAU. — *Voyez* MÉNIJANTHE.

TURQUETTE. — HERNIARIA GLABRA. — FAM. DES RUTACÉES.

La Turquette, appelée encore Herniaire

Herniole, croît dans les lieux sablonneux, et était réputée excellente pour la guérison de hernies ; elle avait aussi la propriété de fondre les pierres dans la vessie ; elle n'a d'autre vertu que d'être légèrement astringente et d'être utile dans les catarrhes de la vessie, et, en collyre dans les maladies des yeux. Elle est peu usitée.

TUSSILAGE. — PAS D'ANE. — TUSSILAGO FARFARA. — FAM. DES CORYMBIFÈRES.

Le Tussilage produit, au printemps, une fleur radiée, jaune, inodore, avant la sortie des feuilles, qui ont la forme du sabot de l'âne, et qui sont cotonneuses et très-blanches en dessous. Cette plante a une saveur un peu amère, mucilagineuse, et a été conseillée de tout temps dans les maladies de poitrine.

Sa dose est de 1 à 2 pincées de fleurs, et de feuilles, dans 1 litre d'eau.

V

VALÉRIANE. — VALERIANA OFFICINALIS. — FAM. DES VALÉRIANÉES.

C. B. — Tiges velues, rondes striées; hautes de 1 mètre à 1 mètre 1/2; feuilles découpées ; fleurs petites, roses ; racines avec un chevelu abondant , blanches à l'intérieur, jaunes à l'extérieur. Odeur très-puante, quand la racine est desséchée; saveur âcre et amère.

On récolte la racine. La Valériane est une plante vivace, qui habite les bois des environs de Paris, dans les taillis un peu humides ; mais celle qui se trouve sur les hauteurs, dans les terrains frais, sans être trop mouillés, est plus active et doit être préférée ; elle fleurit en mai et en juin.

Cette racine, réduite en poudre, est journellement employée dans les traitements de l'hystérie, les migraines, l'épilepsie et les autres maladies nerveuses. C'est en même temps un bon fébrifuge, et était autrefois un des médicaments les plus usités pour tuer les vers intestinaux et le tœnia.

VALÉRIANE PHU ou GRANDE VALÉRIANE.

VALÉRIANE ROUGE.

Ces deux variétés, qui sont l'ornement des jardins, ont les mêmes propriétés que la Valériane officinale, ou petite Valériane, ou Valériane sauvage ; seulement elles sont moins actives.

VELAR. — *Voyez* HERBE AUX CHANTRES.

VERATRE BLANC. — VARAIRE. — HELLÉBORE BLANC. — VERATRUM ALBUM. — FAM. DES COLCHICACÉES.

C. B. — Tige élevée ; feuilles grandes en forme de lance, plissées sur leur longueur ; fleurs nombreuses d'un vert pâle, en grappes rameuses.

C'est un poison corrosif, qui a la propriété, à doses convenables, de guérir l'hydropisie, les rhumatismes, les névralgies, les tics douloureux. La poudre, à la dose de 5 centigrammes, fait vomir et purge à la fois ; c'est un médicament qu'il faut manier avec prudence.

VERVEINE. — VERBENA OFFICINALIS. — FAM. DES VERBÉNACÉES.

C. B. — Tiges inclinées ; feuilles opposées ; fleurs d'un rouge pâle, petites, disposées en longs épis, très-fins. Odeur nulle, saveur légèrement amère.

On récolte toute la plante, qui pousse dans les champs, le long des chemins, des haies, des fossés ; et fleurit au printemps. Pline l'appelle herbe sacrée. Les druides ne la cueillaient qu'avec de mystérieuses cérémonies.

On fait bouillir la verveine dans du vinaigre et on l'applique, en cataplasmes, sur les points douloureux. Par la décoction ou l'infusion, on guérit la migraine, les maux de gorge, la jaunisse, les coliques, etc. La dose est de 15 à 30 grammes.

VÉRONIQUE OFFICINALE. — THÉ D'EUROPE. — VERONICA OFFICINALIS. — FAM. DES SCROPHULARIÉES.

C. B. — Tiges rondes ; feuilles dentées, veloutées ; fleurs violettes, petites, en épis. Calice à 4 divisions en roue ; saveur parfumée, un peu amère ; odeur nulle.

On récolte les feuilles et les sommités fleuries. La véronique habite les coteaux arides, les bois secs, sablonneux, et fleurit en juin et juillet ; elle avait autrefois une grande réputation pour guérir la jaunisse, la gravelle, la pierre, les catarrhes pulmonaires.

Le suc des feuilles fraîches est un antiscorbutique.

On la prescrit à la dose de 2 à 3 pincées par litre d'eau en infusion.

VIOLETTE ODORANTE. — VIOLA ODORATA. — FAM. DES RUBIACÉES.

Cette délicieuse fleur du printemps, et dont on fait des bordures dans nos jardins, a des vertus remarquables pour la guérison des maladies de poitrine.

Les fleurs de la violette sont une des quatre fleurs pectorales ; mais leur dessiccation exige certaines précautions : ainsi, il convient de les placer sur des tamis, recouverts de papier, et de les exposer à la chaleur d'un soleil ardent, ou mieux d'une étuve ou d'un four, de manière à les sécher rapidement et sans le contact de l'air et de la lumière ; puis on les enveloppe dans des sacs de gros papier, et on les garde dans l'obscurité. Elles conservent ainsi leur belle couleur bleue et toutes leurs propriétés.

Les feuilles de la violette, déjà au temps de Galien, servaient à préparer des tisanes rafraîchissantes, des cataplasmes, des fomentations, des lavements, etc.

Les racines de la violette, réduites en poudre, a la dose de 4 grammes, provoquent deux ou trois vomissements et cinq à six selles copieuses. C'est un éméto-cathartique très-économique et fort utile dans la médecine des pauvres.

Je recommande la récolte de cette plante précieuse.

VIOLA ARVENSIS. — PENSÉE SAUVAGE. — JACÉE. — FAM. DES RUBIACÉES.

Nommée encore fleur de la Trinité, la pensée sauvage est très-commune dans les champs sablonneux. Elle est très-célèbre pour guérir les croûtes laiteuses des enfants, en faisant bouillir deux grammes de poudre, dans du lait ou de l'eau, matin et soir. On peut même faire une soupe au lait, y mêler cette poudre de pensée sauvage, et les enfants n'éprouvent pas de répugnance à la manger ; après la deuxième ou troisième semaine, la guérison est radicale. On la vante aussi contre les dartres, la teigne, la gale, le rhumatisme, etc. Elle a plus de vertu quand elle est fraîche ; mais si on la récolte, comme je viens de l'indiquer pour la violette, elle conserve une grande partie de son activité. On doit la donner sèche et réduite en poudre, à la dose de 4 grammes.

VIOLA CALCARATA. — La pensée à grande fleur, que l'on trouve dans les montagnes.

VIOLA TRICOLOR. — La pensée des jardins, cultivée partout, a les mêmes propriétés que la pensée sauvage. On doit en faire la récolte. C'est une plante utile.

RÈGLES GÉNÉRALES

POUR LA

RÉCOLTE DES PLANTES

leur dessiccation et leur conservation.

Il serait impossible, sans s'exposer à de fastidieuses répétitions, d'indiquer la manière de récolter chaque espèce de plantes; il est plus que suffisant, je pense, de donner aux personnes, qui se livreront à cette bienfaisante occupation, des règles générales pour recueillir, sécher et conserver le plus grand nombre de nos espèces indigènes. Afin de rendre cette récolte moins laborieuse en faire, pour ainsi dire, une distraction à la campagne, le moyen le plus simple est de les semer et de les cultiver dans les jardins, d'en faire des bordures, de garnir les haies, par exemple, de douce-amère, de houblon, de sureau ; et, quand le moment favorable est venu, tous les matins, avec une paire de ciseaux et un tablier garni de 5 à 6 poches, on moissonne en se promenant. Heureuse et bienfaisante moisson ! puisqu'elle rend aux malheureux le premier de tous les biens, la santé! et qu'elle permet d'exercer la première de nos vertus, la charité !...

RÉCOLTE DES RACINES.

Les racines se récoltent ordinairement au printemps pour les plantes vivaces, et à l'automne de la seconde année pour les plantes bisannuelles ; en effet, les racines qui vivent plusieurs années ont plus de sucs et plus de propriétés médicamenteuses, au moment où la sève commence à monter, qu'après la formation et le développement des feuilles et des fleurs, tandis que pour les plantes qui n'ont que deux années de durée, la racine est arrivée à son plus grand état de grosseur, de développement, à la fin du deuxième été. Quant aux plantes annuelles, celles qui ne vivent qu'un été, on les récolte au commencement de la floraison. La racine de bardane, par exemple, est une *bisan-*

nuelle, ne vit que deux ans ; on doit la récolter à l'automne de la deuxième année. — La racine de valériane, au contraire, *plante vivace*, c'est-à-dire, qui vit plusieurs années, sera récoltée au printemps, au moment où elle est remplie de sucs.

A cette règle, il est quelques rares exceptions : l'angélique, de la famille des ombellifères, est une plante bisannuelle, dont les tiges jeunes doivent être recueillies avant leur entier développement, et dont la racine doit être extraite à l'automne de la première année.

Pour faire la récolte des racines, on choisit le moment où elles sont flexibles, spongieuses, gonflées de sève ; quand elles sont trop vieilles, elles deviennent dures, ligneuses, sèches ; souvent elles sont altérées dans leur substance, soit par un commencement de décomposition putride, soit par des piqûres d'insectes. Il faut porter aussi son attention sur le volume des racines : quand elles sont trop grasses, quand leur bois est trop considérable, on les rejette ; si l'écorce est altérée, l'épiderme enlevé, elles ont moins de propriétés médicamenteuses; en effet, c'est dans les couches sous-épidermiques, dans les cellules de l'écorce, que se déposent les sucs les plus actifs et les plus abondants ; le centre ou le cœur de la racine est ligneux, sec et peu convenable, si les racines sont trop minces, trop jeunes ; si elles se rapprochent de ce que l'on appelle radicule ou chevelu, il faut les rejeter.

En résumé, une racine est bonne :

1° Quand elle est d'un âge et d'un volume moyen ;

2° Quand l'épiderme est sain et intact ;

3° Quand elle est lourde, pleine de sucs, exempte de piqûres de vers, de moisissure, ou de toute autre altération putride.

Après avoir rejeté les racines vieilles et ligneuses, coupé les radicules et le chevelu ; après les avoir nettoyées de la terre ou autre détritus qui leur adhèrent, on les lave avec soin, on les essuie, puis on les coupe par tronçons plus ou moins longs, selon leur volume : quand elles sont char nues, grosses, on les coupe par tranches, afin de faciliter l'évaporation de leur humidité ; ou bien on les fend en deux, trois ou quatre parties, dans le sens de leur longueur, afin d'obtenir une dessiccation plus rapide.

Cette *dessiccation* est une opération, qui a pour but de priver les racines d'une certaine quantite d'eau ou d'humidité, qui amènerait leur décomposition putride et s'opposerait à leur conservation.

La dessiccation s'opère à l'air libre, au soleil, à l'ombre, dans des étuves, et quelquefois par des moyens particuliers.

Si les racines sont d'une texture serrée, fibreuse, comme les racines de patience, de chicorée, on enlève la terre, qui peut y adhérer, on les lave, on les essuie, on les sépare du reste de la plante, on les divise, comme je l'ai dit, et on les place sur une claie d'osier. Puis on les expose au soleil, ou dans un grenier bien aéré et sec, ou dans une étuve chauffée de 15 à 20 degrés; dans les campagnes, où le pain se fait dans la maison, on peut les mettre dans le four, après la cuisson du pain. De temps en temps on les déplace, on les tourne et retourne, de façon à renouveler les surfaces jusqu'à ce que la dessiccation soit complète.

Il est quelques exceptions à cette règle : ainsi, pour les racines de bardane, de cynoglosse, il est convenable d'enlever la moelle pour ne conserver que l'enveloppe extérieure ou l'écorce ; pour la racine de guimauve, au contraire, on ratisse l'épiderme ou la surface extérieure, pour ne faire sécher que la moelle.

Si les racines sont épaisses, féculentes, mucilagineuses, charnues, pleines de sucs, comme celles de la Bryone, on les lave, on ratisse leur surface extérieure, on les divise en rouelles minces, et, pour les faire sécher, on traverse ces rouelles d'une ficelle pour en faire des chapelets. On les expose ensuite à l'air libre, au soleil, etc. On peut encore, pour rendre l'opération plus simple, placer ces rouelles en couches minces sur des claies, et les porter au grenier, à l'air libre, ou au soleil ; après quelques jours d'exposition, quand l'eau de végétation ou l'humidité, dans laquelle les racines auraient pu s'altérer par la chaleur, s'est en partie évaporée, on les met au four ou à l'étuve, pour achever leur desséchement.

Pour obtenir la dessiccation des bulbes ou oignons, ceux de la scille, du colchique, on coupe les radicules ou chevelu de l'oignon, on rejette les écailles extérieures, et on conserve les écailles intérieures, après les avoir séparées les unes des autres ; puis, on les divise, avec un couteau d'argent, en petites lanières, prises dans le sens de leur longueur; on les expose pendant plusieurs heures sur des claies, à l'air libre ; on les porte ensuite à l'étuve, chauffée à 15 degrés d'abord, puis successivement jusqu'à 30 : on les y laisse jusqu'à dessiccation parfaite.

Sauf quelques exceptions, la récolte des racines est facile, leur dessiccation n'exige ni dépenses, ni soins pénibles; quant à leur conservation, il suffit d'en faire de petites bottes, que l'on suspend dans un lieu sec; on doit encore les envelopper dans des sacs en gros papier, ou en toile, ou en coton, pour les mettre à l'abri de la poussière et de l'humidité.

RÉCOLTE DES ÉCORCES ET DES BOIS.

Deux saisons, le printemps et l'automne, sont favorables à la récolte des écorces; pour les arbres élevés, comme le chêne, il faut préférer le moment où la sève remplit de sucs les cellules de l'écorce; au contraire, pour les arbrisseaux et les sous-arbrisseaux, l'automne convient mieux, parce qu'au printemps, l'écorce est verte, jeune, tendre, et ne renferme que de l'eau de végétation. A l'automne, le végétal tout entier a pris du développement, son écorce est plus épaisse et possède toutes ses vertus médicamenteuses.

On doit récolter l'écorce des racines, celle des arbres ou des rameaux, lorsqu'elle a une certaine épaisseur, une certaine fermeté, qui permet de la séparer facilement de la partie ligneuse ou du bois :

il faut, en outre, faire un choix convenable des branches auxquelles on veut ôter l'écorce ; ainsi les arbres ou les rameaux ne seront pas trop vieux, parce que leurs écorces sont sèches, dures, sans sucs ; les écorces ne seront pas trop épaisses, et ne présenteront ni altération, ni commencement de décomposition.

Quand on veut récolter les bois, tels que celui de la Douce-amère et des autres plantes, dont on n'emploie que la tige, il convient de le faire avant le développement des bourgeons ; par conséquent, à l'approche du printemps, quand la sève monte dans les branches ; puis, il ne faut choisir que des plantes saines, dont les rameaux ne soient ni trop vieux, ni trop jeunes.

Lorsque le choix et la récolte des bois et des écorces sont faits, une seconde opération commence : celle de la dessiccation, qui est beaucoup plus facile que celle des racines ; en effet, ces parties du végétal ne contiennent qu'une faible quantité d'eau ; elles sont moins humides que les racines ; il est inutile et nuisible de les laver ; il suffit par conséquent de les diviser, de les placer sur des claies, des serviettes, puis de les exposer au soleil, à l'air sec et libre, ou à la chaleur d'une étuve, chauffée de 18 à 20 degrés, pour les obtenir à un état de desséchement convenable à leur conservation.

Comme les racines, on les conserve en bottes, en petits paquets, ou dans des sacs en papier, toile, etc. On les suspend dans des lieux secs, aérés, et on les met à l'abri des insectes, de la poussière et de l'humidité.

RÉCOLTE DES HERBES, DES FEUILLES, DES SOMMITÉS FLEURIES ET DES FLEURS.

Tout le monde sait cueillir des feuilles et des fleurs, les faire sécher et les conserver ; je n'ai rien à apprendre sur ce sujet. Pourtant, il est quelques détails qui me semblent utiles à faire connaître : les fleurs sont d'une texture délicate , sont composées d'un tissu cellulaire mince, spongieux, rempli d'eau de végétation, et de principes aromatiques, odorants ; le moment le plus favorable pour les récolter est celui où les fleurs sont riches en parfum, c'est-à-dire, au moment de leur épanouissement ; on choisit nécessairement celles qui sont saines et dans un état d'intégrité parfaite ; pour les faire sécher, il faut éviter deux écueils : celui de les exposer à une température trop élevée, à une lumière trop éclatante, ce qui les racornit, les ratatine, les décolore et surtout fait évaporer les huiles essentielles qu'elles renferment ; et celui de les exposer à moisir, à s'altérer, si la température est trop basse et trop humide. La moyenne de température, la plus favorable à leur dessiccation, est celle de 15 à 20 degrés centigrades.

Quant aux sommités fleuries, et l'on entend par ces mots la partie supérieure des tiges couvertes de fleurs et de feuilles mêlées, telles que celles du tilleul, du caille-lait, du millepertuis, de l'absynthe, de la petite centaurée, de l'hyssope, etc., les sommités fleuries, dis-je, se récoltent de la même manière. On les sèche, en les étendant sur des claies, à l'ombre, si elles ont des couleurs délicates et des parfums volatilisables; au soleil, dans le cas contraire; et on renouvelle leur surface assez souvent pour obtenir une dessiccation rapide.

Les feuilles, en général, ont plus de vertus que les fleurs, et leur récolte est beaucoup plus facile et plus abondante; leur dessiccation, plus rapide, demande moins de précautions, et peut se faire au soleil, à l'air libre, et sans se préoccuper de l'action de la chaleur ou de la lumière.

Enfin, il est des espèces dont on récolte toute la plante: telles sont la belladone, la menthe poivrée, la guimauve, les mauves. Je conseille leur culture, afin de rendre leur récolte plus facile et très-abondante: ainsi, en cultivant dans son jardin dix pieds de belladone, par exemple, on peut récolter une énorme quantité de feuilles et de fleurs; on cueille, chaque jour, les feuilles les plus anciennes, celles qui poussent à la partie inférieure de la tige ; on cueille en même temps les fleurs épanouies, ou prêtes à s'ouvrir ; et quand la tige a fourni ainsi, pendant tout l'été, tout ce qu'elle a pu fournir, on l'arrache, à l'automne, on sépare la racine, que l'on conserve, et on utilise les tiges.

Une dernière et très-importante précaution à prendre est d'étiqueter avec la plus scrupuleuse attention tous les sacs ou paquets des plantes qui seront récoltées ; les erreurs sont faciles, parce que desséchées, les espèces sont parfois difficiles à reconnaître.

Tels sont les moyens bien simples, qui peuvent, chaque année, approvisionner la pharmacie des pauvres ; tel est l'arsenal, composé de 250 espèces différentes, dans lequel le médecin peut chercher et trouver de nombreux remèdes pour combattre les maladies. Quelques-unes de ces plantes sont, de nos jours, tombées dans l'oubli : mais comme elles ont été employées et vantées par les médecins célèbres des siècles passés, il m'a paru utile de les rappeler au souvenir des praticiens qui habitent les campagnes et qui trouveront l'occasion d'en faire de salutaires applications.

Il ne me reste plus qu'une prière à adresser aux cœurs compatissants, à ceux qui ne détournent pas leurs regards des souffrances des malheureux ; c'est de ne pas oublier que les jardins, les parcs, les vergers et les champs de notre beau pays de France, produisent des plantes qui sont de bons médicaments, et devant lesquelles nous passons avec indifférence, parce que nous n'en connaissons pas les vertus ; c'est de sacrifier quelques instants à les étudier ; c'est d'employer les loisirs du séjour à la campagne, à les cultiver et à les récolter.

FIN.

QUELQUES CONSEILS.

PREMIERS SECOURS AUX NOYÉS.

1° Lorsqu'on retire de l'eau un noyé, la première précaution à prendre est de lui *ouvrir la bouche*, d'abaisser la langue, d'y enfoncer le doigt indicateur, et d'enlever tout ce qui *peut gêner le passage de l'air*. — Pour cela, il ne faut pas craindre de porter le doigt jusqu'au fond de la gorge, de chatouiller la luette, de toucher les amygdales, afin de provoquer le vomissement ;

2° La deuxième chose à faire, est de lui *nettoyer les narines*, de *provoquer l'éternument*, au moyen d'un brin d'herbe ou de paille, d'essuyer la figure, de la sécher et de la réchauffer par des frottements avec un linge sec, un mouchoir de poche.

3° Si cette manœuvre ne réussit pas pour rétablir la respiration, il ne faut pas perdre de temps, ni suspendre le noyé par les pieds ; *il faut le coucher sur le ventre, la face tournée vers la terre*, et le front appuyé sur le bras gauche.

Quand il est ainsi placé, on appuie fortement les deux mains ou un genou sur le dos ; puis on tire le bras droit (en cessant la pression sur le dos) de manière à tourner le noyé sur le côté gauche. Quand la poitrine est à demi-soulevée, on la laisse retomber dans sa position première ; on recommence à presser sur le dos, on relève de nouveau la poitrine, et ainsi de suite, de 10 à 15 fois dans une minute : on opère ce balancement alternativement, doucement, régulièrement, et cette manœuvre a pour but de soulever et d'abaisser les côtes, et d'exciter les mouvements respiratoires.

4° En même temps que ce mouvement alternatif est imprimé à la partie supérieure du corps, d'autres assistants dépouillent le noyé de ses vêtements mouillés, lui sèchent la peau au moyen de leurs mouchoirs, et frottent les membres en les prenant à pleine main, en poussant le sang des veines vers le cœur, en frictionnant, par conséquent, des pieds vers le tronc par un mouvement rapide et énergique.

5° Par ces frictions vigoureuses, la peau se sèche et se réchauffe; la circulation du sang devient plus active, et le mouvement du cœur se rétablit. — Il ne faut pas se décourager et renoncer à frictionner et à mouvoir le noyé, apres quelques minutes d'efforts; on cite des exemples où la vie ne revint qu'après deux et trois heures de persévérance et de soin.

6° Cette manœuvre doit être commencée sur le bord de l'eau, à l'air libre, et le plustôt possible; il est inutile de transporter le noyé dans une maison. D'après les expériences d'Edwards et de M. Brown-Sequard, une chaleur artificielle, une chambre chauffée sont plus nuisibles qu'utiles.

(Communication de M. Marshall Hall à l'Académie des sciences.)

PREMIERS SECOURS AUX ASPHYXIÉS PAR LA VAPEUR DU CHARBON.

En attendant l'arrivée du médecin, le premier soin à prendre doit être d'exposer la personne, asphyxiée par la vapeur du charbon, *à l'air libre*; de la dépouiller de ses vêtements, en commençant par ceux qui enveloppent le cou, la tête et la ceinture.

On lui écarte les mâchoires, avec le doigt on abaisse la langue, pour faciliter l'entrée et le passage de l'air.

On lui donne la position assise ou couchée en lui élevant la tête.

On imprime des mouvements aux côtes et aux bras, pour exciter la respiration.

Pendant ce temps, on lui jette au visage, de deux en deux minutes, un verre d'eau froide, glacée si c'est possible.

Enfin, il ne faut faire boire les asphyxiés que lorsque la respiration est tout à fait rétablie, et quand ils sont complétement revenus à la vie.

PREMIERS SECOURS AUX INCENDIÉS.

Les mêmes soins doivent être donnés aux personnes retirées d'une maison incendiée, et asphyxiées par la fumée ou la flamme.

Une précaution à prendre est de les dépouiller de leurs vêtements avec douceur et lentement, de manière à ne pas enlever l'épiderme soulevé par des ampoules ou phlyctènes.

Pour les brûlures au premier, au deuxième degré, c'est-à-dire, quand la peau est rouge, gonflée ou couverte d'ampoules, on pourra, en attendant l'arrivée du médecin, les graisser avec le mélange suivant :

Eau de chaux, 100 grammes.
Huile, 100 grammes.
(Parties égales.)

On couvre la partie brûlée d'une couche de coton cardé, de ouate, et on répète la friction huileuse toutes les heures ; on doit étendre ce liniment oléo-calcaire avec douceur et au moyen d'un morceau de ouate imbibé d'huile.

TRAITEMENT DE LA GALE, EN UNE NUIT.

Le soir, avant de se coucher, le galeux prend un bain ordinaire, dans lequel il se frictionne tout le corps avec

Savon noir, 125 grammes,
Savon vert, 4 onces.

En sortant du bain, qui dure une heure, il se frictionne *tout le corps* (le visage et le cuir chevelu exceptés) avec la pommade d'Helmerickh, ainsi composée :

Fleur de soufre.	20	grammes.
Carbonate de potasse,	10	—
Axonge,	80	—

(Mêlés.)

Après cette friction, qui doit durer au moins une demi-heure, le galeux se couche, et le lendemain matin prend un nouveau bain savonneux. — Il est guéri.

Il est bon de boire un litre de décoction de douce-amère pendant un mois, et de se purger avec une bouteille d'eau de sedlitz au bout de ce temps.

Quand on ne peut pas se procurer de

baignoire, on remplace le grand bain par un lavage dans un baquet d'eau tiède, en frottant vigoureusement la peau avec le savon vert.

DIFFÉRENTES

SÉRIES DE LIVRES

OU PETITES COLLECTIONS

POUR TOUT LE MONDE

Première Série de 20 volumes, 6 fr. *franco*, 5 fr. non *franco*.

Nous avons choisi les livres de façon à faire de chaque homme, en l'instruisant et l'amusant, un bon travailleur, un bon citoyen et un brave chrétien.

1. **Histoire de la guerre d'Orient**, in-12. .... 1 50
2. **Histoire de la guerre d'Italie**, illustrée, 1 vol. grand in-8.......... 1 50
3. **Histoire de la Révolution**, 1 v. in-12.......... 1 50
4. **Histoire de Napoléon Ier**, 1 vol. in-12.......... 1 »
5. **Le Saint-Père et Rome**, 1 vol. in-18.......... » 30
6. **Le Livre des habitants des campagnes**, 1 vol. in-12.......... 1 »
7. **Vie de saint Isidore le laboureur et de sainte Marie son épouse**, 1 vol. in-12.......... » 75
8. **Le Livre des classes ouvrières**, 1 vol. in-18.......... » 50
9. **Le Dimanche au peuple**, 1 vol. in-32.......... » 15
10. **La Misère mise à la portée de tout le monde**, 1 vol. in-18.......... » 15
11. **Comment on trompe le pauvre monde**, 1 vol. in-32.......... » 15

12. **Ce qu'il faut savoir et croire**, 1 vol. in-32 .... » 05
13. **Ce qu'il faut faire**, 1 vol. in-32.. » 05
14. **Le Blasphème**, 1 vol. in-32 .... » 10
15. **L'Eglise de la paroisse** .... » 10
16. **Qu'est-ce qu'un curé ?** .... » 10
17. **Objections et préjugés qui courent les rues** .... » 10
18. **Bonne Mère** .... » 10
19. **Bon Fils** .... » 10
20. **Ce que l'on rapporte du cabaret** .... » 10

Nota. — Si l'on avait déjà ces livres ou si l'on en préférait d'autres, on pourrait les remplacer par ceux qui sont annoncés dans les collections suivantes, pourvu que le prix de l'ensemble restât le même.

Deuxième Série de 37 volumes, 10 fr. *franco*, 8 fr. 50 non *franco*.

Tous les livres de la première, plus :

21. **Le Génie du Christianisme**, 1 beau vol. in-12 .... 1 50
22. **Histoire de France**, 1 vol. in-12. 1 50
23. **Petit Dictionnaire des plantes médicinales**, 1 vol. in-18 ...... » 50
24. **Histoire de Napoléon III**, 1 vol. in-12 .... 1 50
25. **Itinéraire de Paris à Jérusalem**, 1 vol. in-12 .... 1 50
26. **La Charité aux enfants**, 1 vol. in-12 .... » 50
27. **Almanach de tout le monde**, 1 vol. in-18 .... » 25
28. **Almanach du Saint-Père et de Rome**, 1 vol. in-18 .... » 20
29. **Au moins à Pâques humblement** .... » 10

30. **Manière de s'attraper soi-même**........................ » 10
31. **La Vie de famille**.............. » 10
32. **Vieilles Raisons à l'usage de ceux qui n'ont pas raison**... » 10
33. **A tout le moins une fois l'an**. » 10
34. **Mille choses qui ne se trouvent pas dans les livres**... » 10

Troisième Série de 54 volumes, 20 fr. *franco*, 18 fr. non *franco*.

Tous les livres des deux premières, plus :

38 et 39. **Encyclopédie populaire**, publiée sous la direction de MM. Mullois et Hervé et avec la collaboration de MM. Rambosson, rédacteur de la *Science pour tous*; Barnabé Chauvelot, ancien rédacteur du *Messager de la semaine*; Paul Leconte, et des écrivains les plus remarquables; 2 beaux vol. gr. in-8 sur 2 col. Prix des 2 vol. brochés. 10 »

L'*Encyclopédie* forme deux beaux volumes de plus de 1200 pages; elle sera utile surtout aux prêtres. Cette édition, qui est la moins chère de toutes, a été revue et complétée par MM. Mullois et Hervé.

40. **Pensées d'Humbert**, 1 vol. in-12. 1 »
41. **Une Vie de saint pour chaque dimanche**, 1 beau vol. in-12.... 2 »
42. **La Probité**, par un aumônier, 1 vol. in-18.............................. » 50
43. **Pensez-y bien!** 1 vol. in-32....... » 40
44. **La Charité s'il vous plaît, pour les trépassés**, 1 vol in-32..... » 15
45. **Mois de Marie de tout le monde**, 1 vol. in-18......................... » 30
46. **Simple Explication des cérémonies de la messe**, 1 vol. in-32............................. » 15

47. **J'en sais trop**........................ » 10
48. **La Divinité de Notre-Seigneur Jésus-Christ**.................. » 20
49. **Bon Père**........................ » 10
50. **Le Denier de saint Pierre**..... » 20
51. **Le Bien qui se fait en France.** » 10
52. **Je n'ai pas le temps**........... » 10
53. **Le Dimanche aux classes élevées**, 1 vol. in-18................. » 75
54. **Le Saint-Père et Rome**, 1 vol. in-32.......................... » 30

Quatrième Série de 62 volumes, 26 fr. *franco*, 23 fr. 50 non *franco*.

Tous les livres des trois premières, plus :
55, 56, 57. **La Charité et la Misère à Paris**, 3 vol. in-12...................... 3 »
58. **Vie de saint Vincent de Paul**, 1 vol. in-12...................... 1 50
59. **Histoire de l'Eglise**, 1 beau vol. in-12.......................... 2 »
60. **Manuel de Charité**, 1 vol. in-12. 1 »
61. **Petites Histoires pour les enfants**, 1 vol. in-18 raisin......... » 50
62. **Vie et Mois de saint Joseph**, 1 vol. in-32....................... » 30

Pour obtenir les remises annoncées plus haut, on devra s'adresser directement à M. EMILE PONGE, gérant de la *Bibliothèque de tout le monde*, 35, rue de Seine, à Paris, qui seul peut en faire d'aussi importantes.

Envoyer en payement un mandat sur la poste ou à vue sur une maison de Paris, à l'ordre de M. Emile Ponge. — *Affranchir.*

Imp. L. Toinon et Cie, à Saint-Germain.

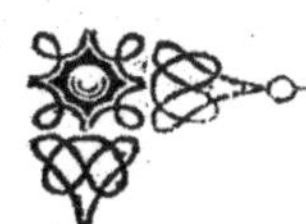

Imp. L. Toinon et Ce à Saint-Germain

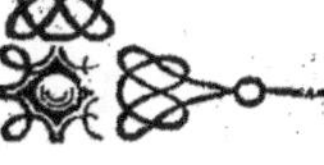

www.ingramcontent.com/pod-product-compliance
Lightning Source LLC
La Vergne TN
LVHW050412160826
845677LV00002BA/352

9782329807553